汉竹·亲亲乐读系列

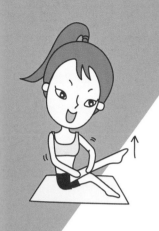

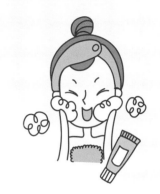

产后
更瘦 更美

王敏 主编

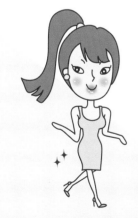

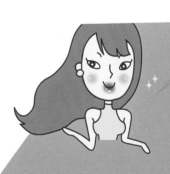

汉竹图书微博
http://weibo.com/hanzhutushu

读者热线
400-010-8811

江苏凤凰科学技术出版社
全国百佳图书出版单位

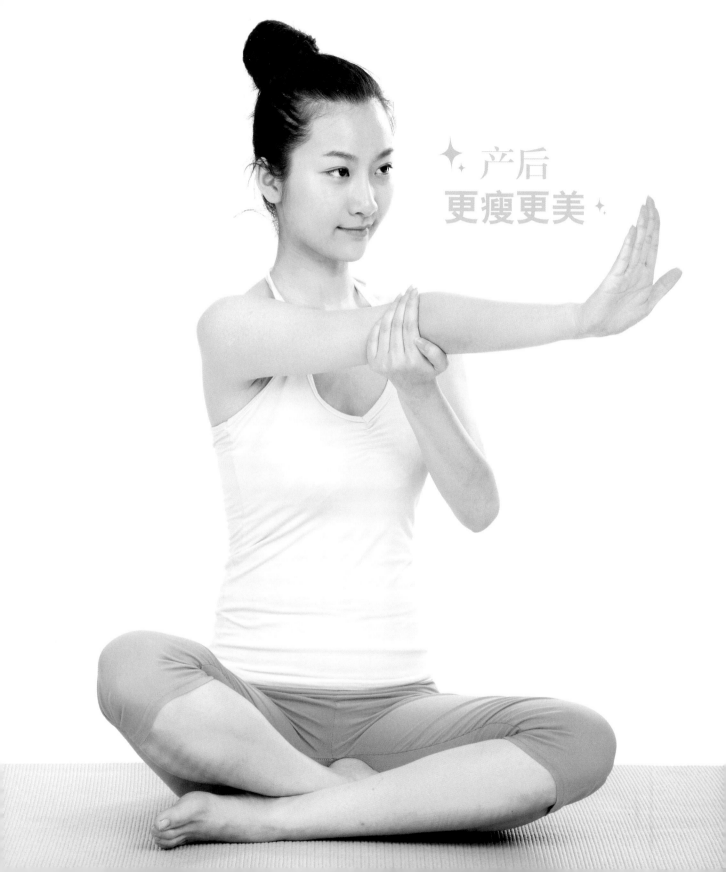

产后
更瘦更美

前言

　　宝宝的出生不仅给全家人带来了快乐，更让新妈妈感到幸福。同时身份的转变，生活方式以及心态的改变，让新妈妈又步入一个新的起点。在享受甜蜜、幸福的同时，新妈妈也会经历一些小烦恼，比如产后不断增加的体重，使身材变得臃肿；斑点、干燥、细纹等问题也悄悄爬上了新妈妈的脸；再加上产后脱发，头发干枯发黄，让新妈妈变成了身材走样的"黄脸婆"。

　　而为了宝宝的健康和保持母乳充足，新妈妈又不能尽情地运动瘦身、节食减肥，也不能好好地护理皮肤和头发，未免让新妈妈有些着急。面对这些变化和问题，新妈妈们不要惊慌、担心，这本书就是让新妈妈拥有"魔鬼身材"，变身时尚辣妈的"秘笈"。

　　产后6个月，是身体变化的重要时期，而产后3个月则被誉为女人"再生"的黄金期，这决定新妈妈未来的状态。此时体内的激素分泌会迅速恢复到原有的状态，新陈代谢速率也会恢复正常，如果在这段时间里开始减重、护理，成为辣妈指日可待。

　　本书针对产后的各种问题，以时间为轴，从坐月子开始，告诉新妈妈每个阶段应该如何恢复身体，如何饮食，如何运动，如何护理皮肤和头发等，让新妈妈在短时间内恢复到孕前的好身材、好肌肤。此外，书中还针对局部瘦身提供了相应的运动原则，用科学的运动方法，让新妈妈不节食、不剧烈运动、不用过多的化妆品，也能成为让人羡慕的"S"形辣妈。

明星超爱的 9 款瘦身汤 + 9 款美颜汤

-- 9 款瘦身汤 --

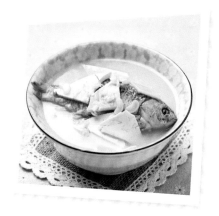 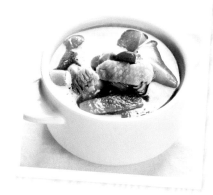 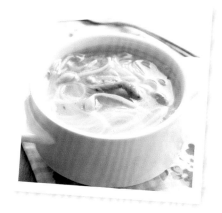

鲫鱼豆腐汤
——美白又下奶

原料：鲫鱼 1 条，豆腐 200 克，盐、姜丝、白酒、葱花各适量。

做法：

1 鲫鱼去鳞、内脏，洗净，用少许白酒、姜丝腌 15 分钟；豆腐切块。

2 锅置火上，倒油烧热，放入鲫鱼、姜丝，小火慢煎鲫鱼至两面微黄，加水煮开。

3 放入豆腐块，大火再次烧开，改小火慢炖，直到鱼熟汤白，调入少许盐，撒上葱花即可。

鲫鱼健脾利湿，补虚通乳；豆腐能加快人体新陈代谢。两者搭配是新妈妈补虚、瘦身的佳品。

魔芋鸭肉汤
——营养又减重

原料：鸭肉 100 克，魔芋 150 克，枸杞子、盐、姜丝、酱油各适量。

做法：

1 鸭肉和魔芋分别洗净，切片。

2 魔芋冷水入锅焯 3 分钟，捞出沥水；锅内另加水烧开，放鸭肉略汆。

3 锅中倒少许油烧热，放鸭肉、姜丝，炒至肉变色，加入水烧开，放魔芋、枸杞子煮至鸭肉熟烂，调入盐、酱油调味即可。

鸭肉脂肪含量较猪肉低，又能补血去水肿，消胀满；魔芋可以消除饥饿感，排毒通便。

肉丝银芽汤
——热量低，营养高

原料：黄豆芽 200 克，猪瘦肉 100 克，粉丝 50 克，盐、醋、姜末各适量。

做法：

1 黄豆芽洗净；猪瘦肉洗净，切丝，粉丝洗净，用温水浸泡 3~5 分钟。

2 锅置火上，倒油烧热，放入瘦肉丝、姜末炒至肉变色，下黄豆芽快速翻炒。

3 下粉丝，调入盐、醋，煮至肉丝、黄豆芽熟，盛出即可。

黄豆芽补气养血，清热利湿，消肿通便，还有美容祛斑的功效。

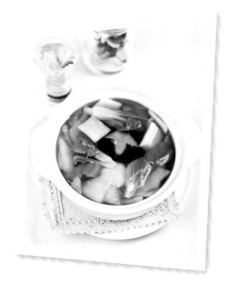

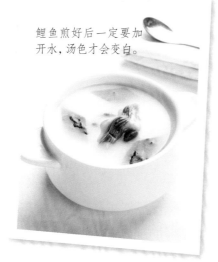

鲤鱼煎好后一定要加开水，汤色才会变白。

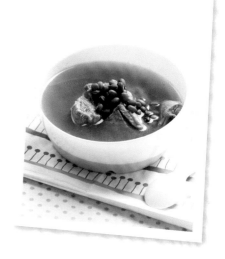

三鲜冬瓜汤

—— 瘦身去水肿

原料：冬瓜、冬笋、西红柿、油菜各50 克，鲜香菇 20 克，盐适量。

做法：

1 冬瓜去皮洗净，切片；冬笋剥去外皮，去除较老的部分，切片；西红柿、油菜、鲜香菇分别洗净，切小块或小段。

2 将切好的食材放入锅中，加清水煮熟，出锅前放盐调味即可。

冬瓜不含脂肪，所含热量也很低，有消肿利尿的功效，可以防止发胖；冬笋富含膳食纤维，能促进肠道蠕动，排毒通便，对瘦身有一定的作用。

鲤鱼黄瓜汤

—— 利水通乳

原料：鲤鱼 1 条，黄瓜 100 克，葱花、盐、香油各适量。

做法：

1 黄瓜洗净，切片，备用；将鲤鱼去鳃、去鳞，洗净，沥干。

2 油锅烧热，放入鲤鱼，小火煎至两面金黄，加入开水，放入黄瓜片煮沸，转小火煮 20 分钟。

3 出锅前加入盐调味，撒上葱花、淋入香油即可。

鲤鱼利水消肿、清热解毒、滋补通乳；同样，黄瓜也有利水、清热解毒的功效。鲤鱼黄瓜汤是一道既能通乳又可减肥的汤品。

红豆排骨汤

—— 消肿减肥

原料：排骨 300 克，红豆 20 克，陈皮 10 克，盐适量。

做法：

1 将排骨洗净，汆烫后，捞出沥干；陈皮洗净、泡软；红豆洗净，提前泡水 4 小时。

2 所有材料放入锅中，倒适量水，大火煮开后转小火，再炖煮 1 小时，最后加盐调味。

红豆可以补血，且具有润肠通便、健美减肥的功效；陈皮健脾消胀，这两种食材和排骨同煮，在滋补的同时还能达到瘦身的效果。

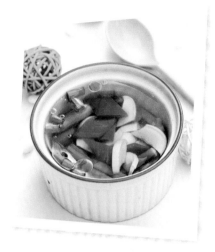

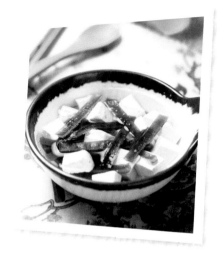

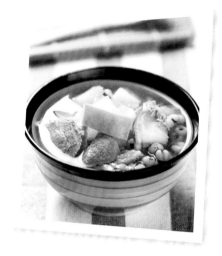

芦笋黄瓜口蘑汤

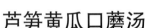
——清淡增食欲

原料：芦笋 100 克，口蘑 30 克，红椒 50 克，葱花、盐、香油各适量。

做法：

1 芦笋洗净，切段；口蘑洗净，切片；红椒洗净，切菱形片。

2 锅中倒油烧热，下葱花煸香，放芦笋、口蘑略炒，加适量水略煮，再放入盐调味。

3 最后放红椒煮熟，淋香油即可。

芦笋低糖、低脂肪，含有丰富的膳食纤维，能帮助消化，减肥强体；口蘑含有多种维生素，有助于消化，可帮助新妈妈理气补血。两者相结合，口味清淡，对身体大有裨益。

海带豆腐汤

——排毒补钙

原料：豆腐 100 克，海带 50 克，盐适量。

做法：

1 将豆腐洗净，切成块。

2 海带洗净，切成长 3 厘米，宽 1 厘米的条。

3 锅中加清水，放入海带并用大火煮沸，改用中火将海带煮软。

4 然后放入豆腐块，以盐调味，把豆腐煮熟即可。

海带富含碘，能促进甲状腺机能提升，加快人体热量的消耗，进而控制体重；豆腐中所含的皂角苷成分，能抑制脂肪的吸收。两者同食，可使体内碘元素处于平衡状态。

冬瓜薏米汤

——消肿减小腹

原料：冬瓜 250 克，薏米 25 克，猪瘦肉 100 克，盐、姜片各适量。

做法：

1 薏米洗净，清水浸泡 30 分钟；冬瓜去皮洗净，切块备用；猪瘦肉切片。

2 锅中加水，放入泡好的薏米、姜片、肉片，大火烧开后改小火煮。

3 10 分钟后加入冬瓜，煮至冬瓜、薏米烂熟。

4 出锅前加入适量盐调味即可。

薏米能健脾利湿，排毒养颜，长期食用可使皮肤白嫩有光泽。而冬瓜也可消肿利湿，两者同食，既能消肿减小腹，还可美白养颜。

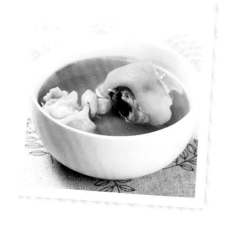 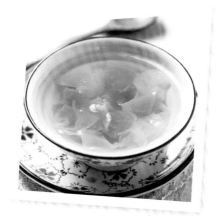 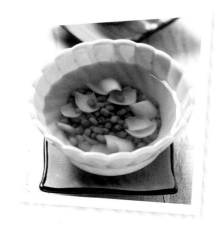

花生猪蹄汤

——通乳嫩肤

原料：猪蹄 1 个，花生仁 50 克，葱段、姜片、盐各适量。

做法：

1 猪蹄洗净，放砂锅内，加清水煮沸，撇去浮沫。

2 把花生仁、葱段、姜片放入锅内，转小火继续炖至猪蹄软烂。

3 拣去葱段、姜片，加入盐调味即可。

猪蹄富含胶原蛋白，能增强皮肤弹性和韧性，是女性天然的美容食品；花生仁有抗老化的作用，还可改善血液循环。两者同食，可以让新妈妈的皮肤有弹性，还可以补血通乳。

银耳木瓜汤

——滋润养颜

原料：银耳 10 克，木瓜 100 克，冰糖适量。

做法：

1 银耳用清水浸透泡发，洗净，撕成小朵；木瓜去皮，去子，切成小块。

2 将木瓜放入锅中煮 40 分钟。

3 最后放入银耳和冰糖煮 5 分钟即可。

木瓜具有美容功效，其中所含的蛋白分解酵素，有很强的抗氧化能力，能延缓衰老，修复机体组织。搭配银耳食用，滋润养颜。

百合绿豆汤

——美白排毒

原料：绿豆 50 克，鲜百合 25 克，冰糖适量。

做法：

1 绿豆洗净；鲜百合掰开去皮，洗净。

2 将绿豆和鲜百合同放入砂锅内，加适量水，大火煮沸，改用小火煮至绿豆开花，百合软烂。

3 最后加入冰糖，待冰糖融化即可。

绿豆抗菌排毒，可以促进伤口修复，且具有很好的抗衰老功能。和百合同食，不仅能排出身体内的毒素，让身材健美，更能美白、延缓衰老。

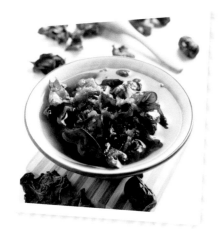
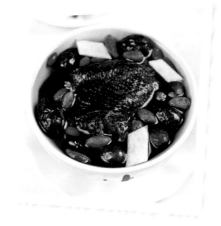
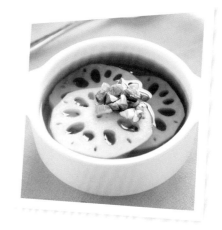

木耳红枣汤

——养血驻颜

原料：红枣 20 克，木耳 15 克，红糖适量。

做法：

1 将木耳与红枣以温水泡发并洗净，放入小碗中。

2 加水和适量红糖，将碗置于蒸锅中蒸约 1 小时。

3 喝汤、吃木耳和红枣，或分次食用。

木耳富含铁，常吃能养血驻颜，令人肌肤红润，还可以排毒清肠；红枣是补血佳品，还可提高人体免疫力。两者同煮，加入红糖，非常适合产后新妈妈食用。

姜枣枸杞乌鸡汤

——补血抗衰老

原料：乌鸡 1 只，生姜 20 克，红枣 20 克，枸杞子 10 克，盐适量。

做法：

1 将乌鸡宰杀，煺毛，开膛，去内脏，洗净；将红枣、枸杞子洗净；生姜洗净去皮，切片。

2 将红枣、枸杞子、生姜片放入乌鸡腹中，放入锅内，加适量水，大火煮开，改用小火炖至乌鸡肉熟烂。

3 汤成后，加入适量盐调味即可。

生姜驱寒，产后新妈妈食用生姜，有利于体质复原，还可防止坐月子着凉；红枣补血；枸杞子可提高免疫力，延缓衰老；乌鸡是女性滋补的佳品，可强筋健骨。

桃仁莲藕汤

——排毒养血

原料：桃仁 10 克，莲藕 150 克，红糖适量。

做法：

1 莲藕洗净切成片；桃仁打碎，备用。

2 将打碎的桃仁、莲藕片放入锅内，加清水用小火煮至莲藕绵软。

3 出锅时加适量红糖调味即可。

桃仁活血祛瘀；莲藕可排净身体内的"垃圾"，预防缺铁性贫血。桃仁莲藕汤还可帮助产后新妈妈解决血瘀发热的症状，排出瘀血，更利于产后恢复。

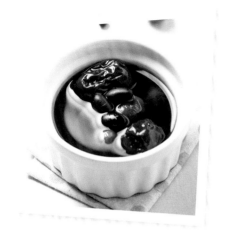 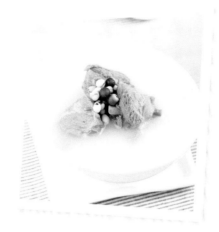 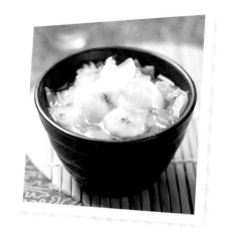

黑豆桂圆红枣汤	芡实薏米老鸭汤	香蕉百合银耳汤

黑豆桂圆红枣汤

——乌发补气血

原料：黑豆 50 克，红枣 50 克，桂圆肉 15 克，冰糖适量。

做法：

1 将黑豆、红枣、桂圆肉洗净，在清水中浸泡。

2 将泡好的红枣去核；锅内放八分满的水，将泡好的黑豆、红枣、桂圆肉一起放入锅里，用小火煮 1 小时。

3 撇去汤上的浮渣，等到水熬得比原来减少 1/3 左右，放入冰糖调味即可。

黑豆和桂圆搭配红枣一同食用，是美容养颜、补血补气的"黄金组合"。

芡实薏米老鸭汤

——生津祛斑

原料：芡实 15 克，薏米 25 克，老鸭 1 只，盐、姜片各适量。

做法：

1 芡实、薏米分别洗净后在清水中浸泡。

2 老鸭在水中浸泡出血水，切大块后汆水并洗净血沫。

3 锅中放水，加入汆过水的鸭肉，加姜片，大火烧开后放入芡实、薏米，小火炖 1 个小时，最后放盐调味即可。

芡实补虚，薏米排毒，再加上滋补去水肿的鸭肉，能滋补祛湿，美白皮肤，淡化色斑。

香蕉百合银耳汤

——滋阴温补

原料：银耳 20 克，鲜百合 50 克，香蕉 80 克，冰糖、枸杞子各适量。

做法：

1 银耳用清水浸泡 2 小时，择去老根及杂质，撕成小朵；银耳放入瓷碗中，以 1:4 的比例加入清水，放入蒸锅内蒸 30 分钟后，取出。

2 鲜百合剥开，去老根，洗净；香蕉去皮，切成 1 厘米厚的片。

3 将蒸好的银耳与鲜百合、香蕉片、枸杞子一同放入锅中，加清水，用中火煮，出锅时加入冰糖调味。

香蕉润肠，百合润肺，银耳可帮助肠胃蠕动，减少脂肪吸收。

目录

Part 1
产后瘦身

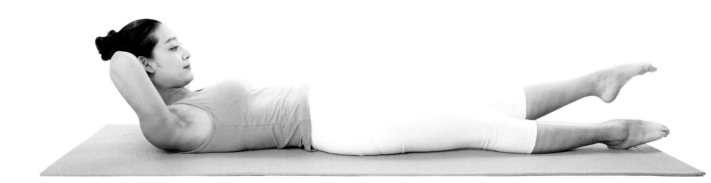

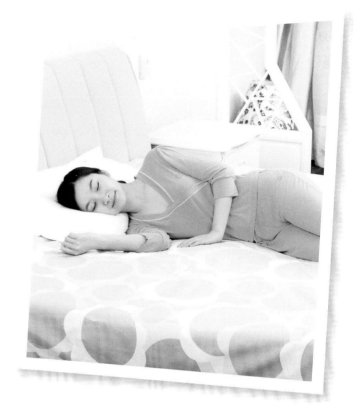

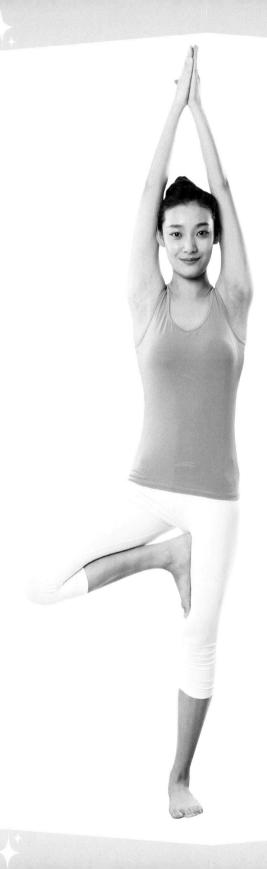

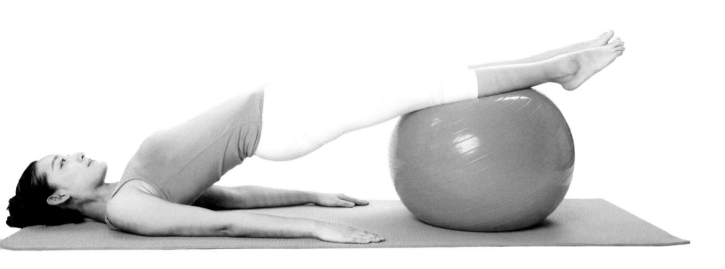

重点部位必须瘦 / 94

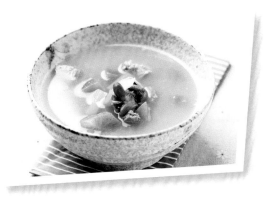

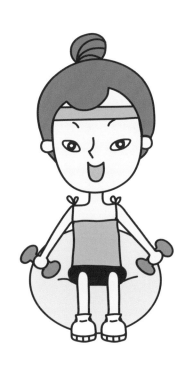

吃得对，瘦得快 / 124

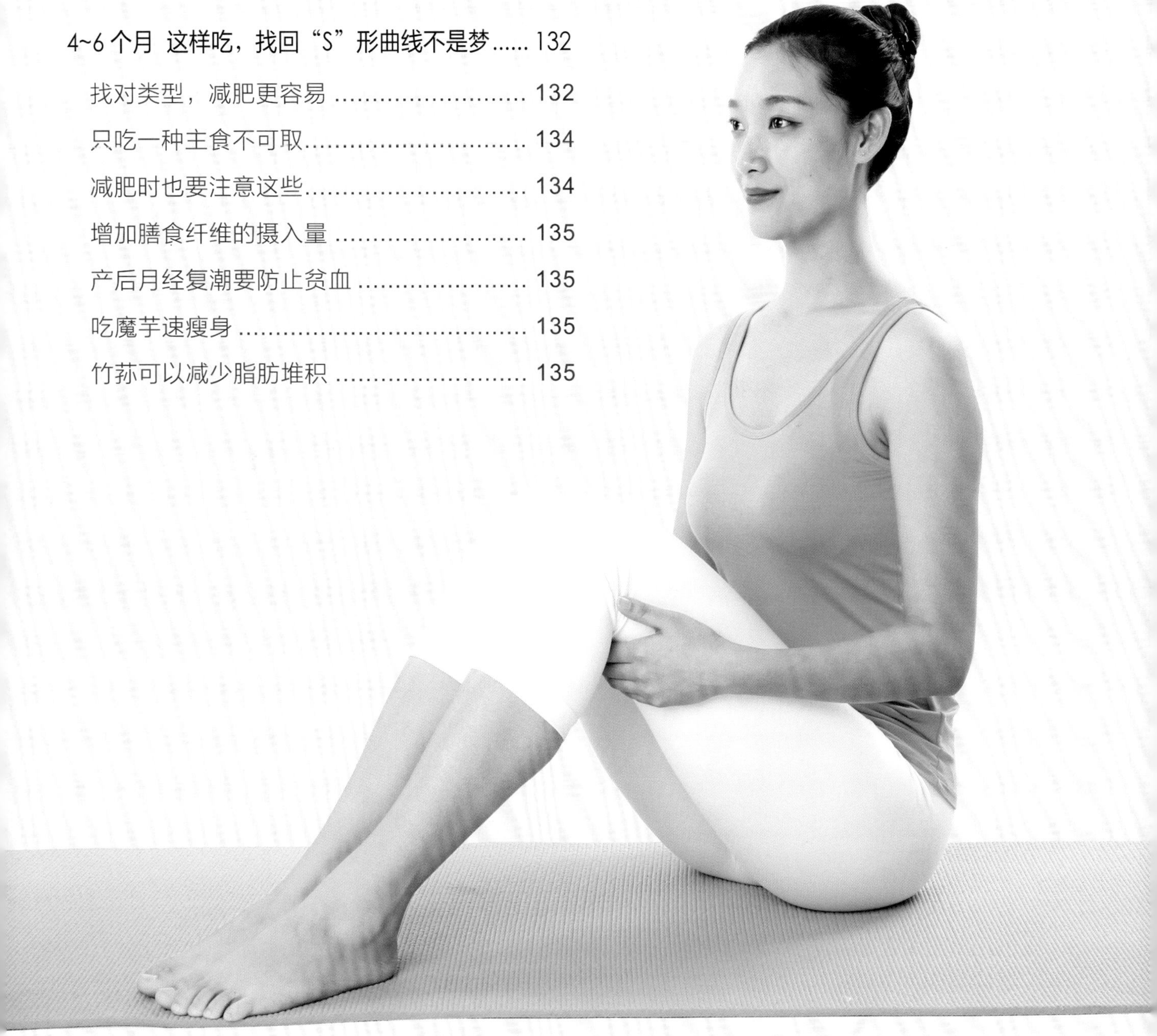

Part 2
产后美容

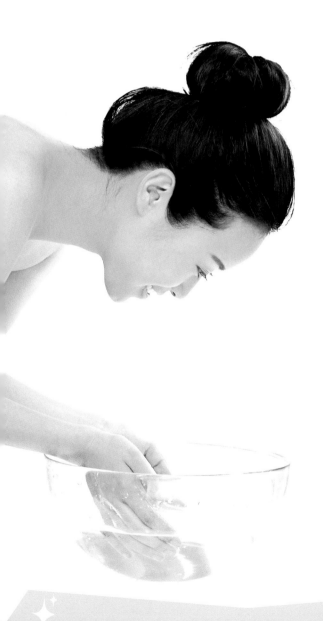

保养皮肤，辣妈都是水做的 / 138

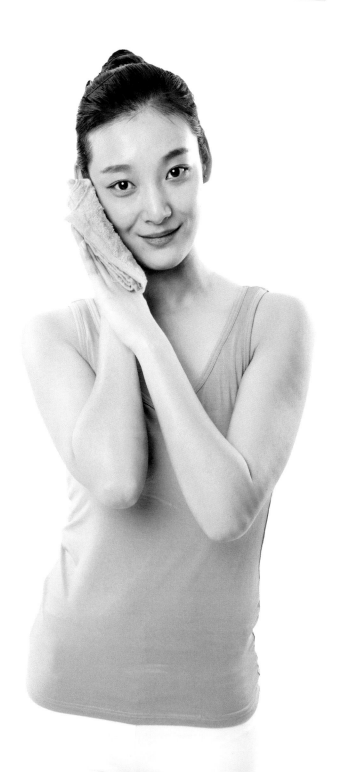

和产后脱发说 bye bye/ 164

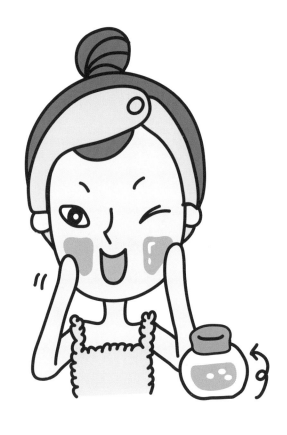

辣妈穿衣有讲究 / 182

附录：亲子运动，最有爱的瘦身方法 /186

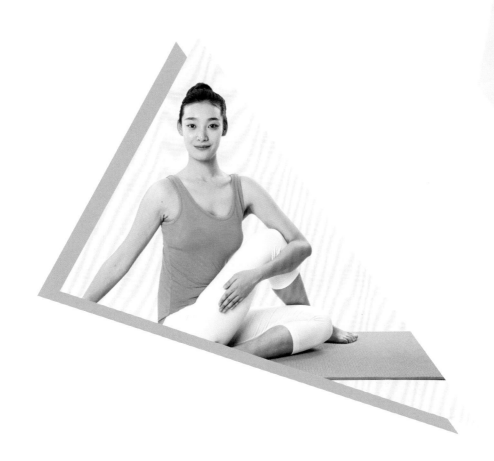

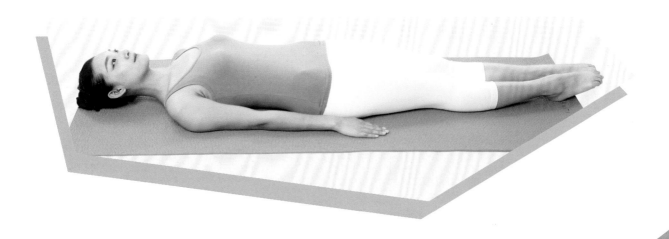

Part 1
产后瘦身

产后，新妈妈们面对自己发胖、臃肿的身材苦恼不已，感叹以前那个拥有骄人曲线的自己一去不复返了。其实不然，产后6个月内，新妈妈体内激素分泌会迅速恢复到原有的状态，新陈代谢速率也会恢复正常，在这段时间里，只要新妈妈抓住机会，掌握科学的饮食、睡眠和运动方式，照样能恢复到孕前的完美身材。

揭秘产后瘦身 10 大误区

　　产后新妈妈身材走样，在减肥瘦身上总是急于求成，不知不觉就走入了产后瘦身的误区。如果新妈妈陷入了误区，采取错误的瘦身方法，不但达不到减肥瘦身的效果，还会影响母乳分泌和身体健康。下面就为新妈妈揭秘那些产后瘦身的误区。

误区 1 产后肥胖很正常，以后自然就瘦了

有些新妈妈会认为产后肥胖很正常，大多数新妈妈都会这样，等到出了月子或哺乳期结束后，自己也会自然而然地瘦下来，不用刻意减肥。

揭秘误区

有些新妈妈产后可以自然瘦下来，但这是极少数，很可能这部分新妈妈在孕期就开始控制体重，整个孕期体重都没有增长太多，因此产后只要稍微控制饮食，做做运动，再加上哺乳，很自然地就瘦了。而大部分的新妈妈产后还是会胖的。

专家支招

运动是减肥瘦身的最佳方法，新妈妈在产后瘦身中要保持一定量的运动，以此来保证较好的新陈代谢功能。另外，还要适当地减少高脂肪、高热量食物的摄入量，这对保持体形也很重要。

误区 2 母乳喂养的妈妈吃得多，根本瘦不下来

为了保证宝宝每天对乳汁的需求，在哺乳期，新妈妈往往会摄入过多的高蛋白、高脂肪的食物，如猪蹄、花生等，这些食物含有丰富的营养和脂肪，以此来达到促进乳汁分泌的目的。久而久之，根本瘦不下来。

揭秘误区

哺乳可以消耗新妈妈体内的热量和脂肪，加速新妈妈体内新陈代谢的循环，坚持哺乳很容易减肥瘦身。但是有很多哺乳妈妈并没有瘦，一方面与体质有关，另一方面，听说哺乳能够减肥，于是就肆无忌惮地大吃，摄入更多的热量，身体无法消耗，便形成脂肪在体内储存起来了。

专家支招

处在哺乳期的新妈妈可适当进补，但不需要大补，避免高糖、高热量进食法，稍微增加蛋白质摄入即可。多吃蔬菜水果，保证足够的维生素、膳食纤维和矿物质摄入。

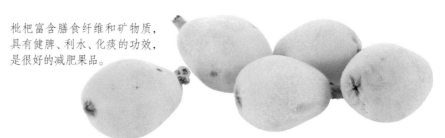

枇杷富含膳食纤维和矿物质，
具有健脾、利水、化痰的功效，
是很好的减肥果品。

误区 3　生完宝宝就节食，减肥就得要趁早

有些新妈妈减肥心切，一心想恢复完美身材，刚生完孩子就开始节食，认为减肥就得要趁早。在月子期间坚决不碰那些高脂肪的食物，生怕月子里吃太多高热量、高脂肪的食物，更不利于减肥。

揭秘误区

产后 42 天内，新妈妈不要盲目地通过控制饮食来减肥。刚刚生产完的新妈妈，身体还未恢复到孕前的状态，加上哺乳，正是需要新妈妈补充营养的时候，此时如果强制节食，不仅会导致新妈妈身体恢复慢，还有可能引起产后并发症，也会导致宝宝营养跟不上。

专家支招

哺乳妈妈产后 6 周开始瘦身计划，可以通过调整饮食，做到既保证自己和宝宝的营养需求，又避免营养过剩。饮食中注意蛋白质、碳水化合物和脂肪类食物的搭配，不要只偏好鸡、鸭、鱼、肉等荤菜，也尽量不吃或少吃甜食、油炸食物、动物油等高热量食物。

误区 4　月子期就得"养"，出了月子再瘦身

有不少新妈妈认为坐月子就得"养"，要好好"犒劳"自己，"弥补"分娩时受的苦。因此每天都摄入过多的高脂肪、高热量食物，吃完后也不下床活动，过着"衣来伸手饭来张口"的日子。

揭秘误区

坐月子期间，为了让新妈妈尽快恢复，各种"山珍海味"不可缺少，日复一日，摄入的高脂肪、高热量食物会在体内囤积，再加上月子期间就要"养"，新妈妈活动少，体重不但没有下降，反而直线飙升，加重月子后瘦身的难度。

专家支招

新妈妈产后面临两大任务，一是新妈妈的身体恢复，二是哺乳，两方面均需加强营养，因此饮食营养对于月子里的新妈妈尤其重要。研究表示，在产后一年内，新妈妈每日营养素需要量见右表，此数据仅供参考。

热量	3200 千焦
钙	1200 毫克
铁	25 毫克
蛋白质	85~90 克
维生素 A	1.2 毫克
维生素 B_1	1.8 毫克
维生素 B_2（核黄素）	1.7 毫克
维生素 B_3（烟酸）	18 毫克
维生素 C	130 毫克

误区 5 每天喂奶、换尿布，哪有时间瘦身

大部分新妈妈都面临这样的问题：每天的时间都被给宝宝喂奶、换尿布等各种事情"占满"，时间紧张得不行，哪还有时间减肥瘦身。即使想减肥也有些力不从心。

揭秘误区

其实减肥瘦身有很多方法，运动只是其中一个方法，新妈妈还可以尝试其他方法，如控制饮食来达到减肥效果。同时，新妈妈也不必每天非要抽出一部分固定时间来运动，可以把琐碎的时间利用起来，拼凑达到每天运动所需的时间。

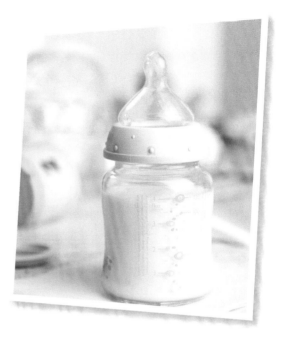

专家支招

新妈妈可以下班回家时，提前一站下车散步回家；中午午休时告别外卖，走出去吃；住处或办公楼若不是很高，可以爬楼梯；饭后抽出 10 分钟活动活动，有效地利用这些琐碎时间，就可以达到减肥的目的。

误区 6 剖宫产新妈妈产后半年内不能运动

由于剖宫产新妈妈的腹部、子宫等，在手术过程中受到了不同程度的损伤，月子期间运动会影响新妈妈的伤口，不利于恢复。伤口完全愈合需要一段时间，半年内都不能进行运动。

揭秘误区

很多剖宫产新妈妈害怕下床时伤口疼痛而不肯动，这是错误的。手术后及时下床，在月子期间适度的运动，这些都可以帮助剖宫产新妈妈伤口愈合及子宫、盆腔的恢复。

专家支招

剖宫产新妈妈在术后 24 小时即可下床活动，在月子里可以进行舒缓的拉伸运动，到产后 4 个月可渐渐增加运动的强度、时间，让身体慢慢瘦下来。

误区 7 多做几次汗蒸就能瘦

汗蒸可以使身体大量出汗，使体内的脂肪加速燃烧，有一定的减肥塑身效果，因此有些新妈妈就开始频繁地进行汗蒸，一天一次，甚至恨不得一天进行多次，来达到瘦身的效果。

揭秘误区

产后新妈妈身体还没有完全恢复，在汗蒸过程中，会消耗人体大量的热量，结束后会感到饥饿难耐。同时，长时间进行汗蒸，会使人体脱水，造成头晕或者虚脱等现象。

专家支招

汗蒸 1 周三四次即可，每次的时间在 30~40 分钟为好。饭后或者空腹时不宜汗蒸；汗蒸前和汗蒸时都要及时补充水分；如果汗蒸时感觉头晕，要及时离开。

误区 8 多吃蔬菜，想瘦多少瘦多少

很多新妈妈都会以蔬菜餐或者蔬菜汤作为减肥时的主食，认为蔬菜不会胖又能吃得饱，而且有的蔬菜也同样含有丰富的营养。

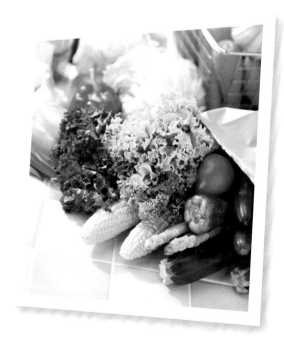

揭秘误区

其实这是一种极不健康的减肥方法。虽然蔬菜的热量低，但若大量进食，不但会造成营养不均衡，更会导致胃口变大，而胃口一旦变大，就很难再恢复到当初。当停止以蔬菜作主食时，会很容易感到饥饿，继而找别的食物代替，最终导致体重回升，甚至比以前更胖。

专家支招

要减肥，最好是控制饮食量，而不是以其他低热量的食物代替。每餐中只要有大半碗至一碗分量的蔬菜足矣。

误区 9 产后服用减肥药、减肥茶

服用减肥药或减肥茶是很多新妈妈所青睐的减肥方法，因为一来不用节食，二来不用运动，可以"轻松享瘦"。

揭秘误区

几乎所有的减肥产品都含有利尿剂、泻药和膨胀剂，这些成分对我们的身体都极为不利。而服用药物一般减的是水分，而不是脂肪，一旦停止服用后，就会出现严重的便秘、反弹现象。最重要的是药物会通过母乳进入宝宝体内，给宝宝带来的影响后患无穷。

专家支招

减肥药和减肥茶对新妈妈来说并不是好的选择，不仅减肥效果不佳，容易反弹，而且对宝宝也存在威胁，所以合理的控制饮食和适当的运动才是最佳的减肥瘦身方法。

误区 10 高强度的运动能快速瘦身

一些新妈妈一旦下定决心减肥，就迅速投入到高强度运动中，希望能最大限度地消耗体内脂肪。大量高强度运动也一度被称为肥胖的"头号杀手"。

揭秘误区

运动开始阶段身体会先消耗体内的葡萄糖，然后才开始消耗脂肪。运动强度太大，还没调动脂肪燃烧就精疲力竭了，根本达不到减肥目的。只会使肌肉增粗，心脏负荷过重。

专家支招

真正效果显著的运动减肥方法通常有以下特点：强度小，时间长，运动过后仍然可以呼吸自如、谈笑风生，疲劳感很快就能消除，如坚持 30~40 分钟的慢跑、快走等，才能消耗更多的热量，达到减肥目的。

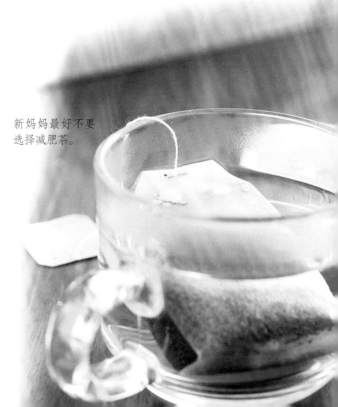

新妈妈最好不要选择减肥茶。

产后瘦身从坐月子开始

对于刚刚生产完的新妈妈，产后减肥不能操之过急，尤其是哺乳妈妈需格外注意。产后新妈妈最重要的是调养好身体，事实上只有身体恢复得越好，才能瘦得越快。所以产后瘦身要从坐月子开始，月子里新妈妈要以身体恢复为主要任务，兼顾哺乳；饮食上要注意营养均衡、荤素搭配；运动方面则要根据身体恢复情况适度活动，不可操之过急。

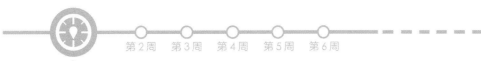

第2周　第3周　第4周　第5周　第6周

第**1**周
好好休养，别急于瘦身

第1周　静养，放松身心

新手父母一看到可爱的宝宝似乎就忘了一切，殊不知，此时，除了宝宝，新妈妈也是非常需要照顾的，新妈妈不仅身体受到很大损伤，处于疲劳期，心理也不太稳定，所以，产后第1周新妈妈要静养，保证充足的睡眠，让身体慢慢放松、恢复。

总是睡不好怎么办

少喝饮料
咖啡、汽水等饮料尽量不要喝，忌吃辛辣或口味过重的食物。

放松心态
不要胡思乱想，听曲调轻柔、节奏舒缓的音乐。

睡觉前喝杯牛奶
喝牛奶可帮助睡眠，或喝杯蜂蜜水，有镇静的作用。

白天睡觉的时间别太长
避免过长的午睡，白天睡太久，晚上就不容易入睡。

易瘦体质"睡"出来

产后应注意休息
产后新妈妈身体非常虚弱，头晕乏力，走路晃悠，说话无力，全身都是虚汗，此时新妈妈最需要的就是多休息，即便睡不着也要闭目养神。有些新妈妈生产后会立即发大量报喜的短信、微信，接听很多祝福的电话，殊不知，此时说话最伤神、伤气，这些事情完全可以延后再做或者交由爸爸处理。

睡眠可消耗脂肪
对于产后瘦身来说，除了瘦身运动之外，睡眠的好坏也起着很重要的作用。因为睡眠的质量直接影响着激素的分泌量，长时间、优质的睡眠可以让激素的分泌增加，这样就可以促进身体的新陈代谢，让脂肪快速地被分解和消耗。

宝宝睡，你也睡
睡眠对于产后瘦身和养成易瘦体质有一定的功效。新妈妈要根据宝宝的生活规律调整休息时间，当宝宝睡觉的时候，不要管什么时间，只要感觉疲劳，都可以躺下来休息。不要小看这短短的休息时间，它会让你保持充足的精力。

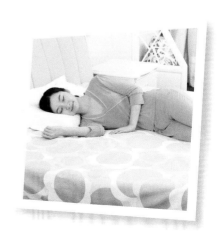

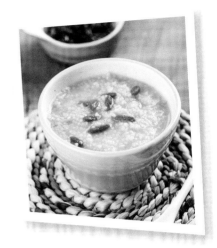

饮食清淡，给肠胃减负

产后第 1 周，新妈妈的身体比较虚弱、胃口较差，因为刚刚生产完，新妈妈的胃肠功能还没有恢复，饮食上要吃些清淡、易消化、易吸收的食物，给肠胃减负，利于肠胃功能的恢复。不宜大量进补，以免造成肠胃功能紊乱。而小米粥、蔬菜汤、鸡蛋面、清淡的鱼汤等是适合新妈妈食用的食物。随着新妈妈身体的恢复，可以适当增加含有丰富蛋白质、碳水化合物及适量脂肪的食物，如鱼肉、鸡肉等，主食可以吃些馒头、龙须面、米饭等。

排出体内垃圾，恢复健康

产后第 1 周，新妈妈在恢复的同时，要改善新陈代谢，以促进体内恶露、潴留水分等"垃圾"的排出。因此，新妈妈要想促进体内"垃圾"尽快排出，恢复健康本色，就要选择吃一些有排毒功效的食物。但由于新妈妈的胃肠功能尚未恢复，所以在选择排毒食物时还宜谨慎，可以吃些菌菇、猪血、萝卜等，这些食物均有清肠、排毒的功效。

此外，新妈妈还宜增加蔬菜、水果的摄取。蔬菜、水果含有很多抗氧化营养素，如维生素 C、维生素 P 等，可以清除体内自由基的成分，抗氧化，延缓衰老，保护细胞不受伤害。

排毒过程中的注意事项

尽量选择天然的食物
天然、性温的食物，有助于新妈妈脾胃健康，促进肠胃恢复。

适当饮蔬菜汤
新妈妈适当喝蔬菜汤，既能补水，又能补充维生素、矿物质等营养。

不能只依靠食物，还需要适量活动
顺产的新妈妈产后第 1 天就可以下床活动，有助于改善新陈代谢，促进有毒物质的排出。

新妈妈多吃菌类食物，可以清除自由基，延缓衰老，并能帮助清除体内垃圾。

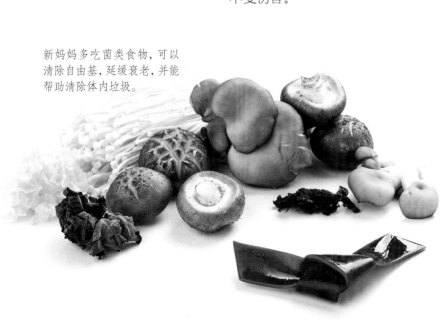

产后第 1 周运动注意

产后第 1 周运动宜谨慎，要注意以下几个方面：

尽管产后及早进行运动对新妈妈身体恢复非常有利，但在运动方式、运动量和运动幅度方面，新妈妈宜谨慎一点，别太着急，否则不仅会使身体恢复变慢，还会使新妈妈运动过程变得痛苦，得不偿失。

产后第 1 天，新妈妈身体还比较虚弱，如果有会阴侧切，也会有很多不适，不愿意下床走动，这时新妈妈在床上可以经常翻翻身，活动活动手腕、脚腕，对身体恢复也有好处。

运动前需排空膀胱，注意周围空气的流通；运动时要穿宽松且弹性好的衣服；避免饭前或饭后 1 小时内运动；运动后出汗需及时补充水分。

运动要配合深呼吸，缓慢进行以增加耐力，每天坚持，要有恒心。若有恶露增多或疼痛增加，则需停止运动，待恢复正常后再开始运动。

简单运动，身体更轻盈

产后第 1 周，新妈妈的身体还处于恢复中，不能做强烈的运动。因此，新妈妈不妨尝试做一些简单的运动，以此来加快血液循环，促进肠胃蠕动，帮助体内毒素快速排出，使身体更轻盈。

顺产的新妈妈从产后第 1 天就可以活动了，可在产后 12 小时内，由家人扶持去卫生间或者在室内散散步。而剖宫产的新妈妈可在产后 24 小时，从翻身、下床做起，然后根据自身的恢复情况，在床上做一些活动。对于剖宫产的新妈妈来说，这些活动量就足够了。剖宫产新妈妈需要等到刀口愈合后再开始进行运动量比较大的活动，最早在产后 4 周才开始。

新妈妈运动前的准备

与医生沟通

新妈妈可以就产后运动事宜与医生提前沟通，看是否适合运动、适合做什么运动、什么时间运动等，让医生帮助新妈妈制订一个产后运动计划。

饮食准备

运动前应以含优质蛋白质的食物为主，这样可以在运动中消耗更多的脂肪。鸡蛋、脱脂牛奶、鱼、豆腐等都是蛋白质的上好来源。

衣着准备

最好穿纯棉的宽松衣裤，另外准备一条干毛巾，以备运动时及时擦汗。

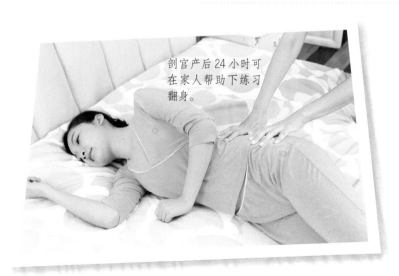

剖宫产后 24 小时可在家人帮助下练习翻身。

产后第 1 天的恢复活动

产后长时间卧床不利于新妈妈身体的恢复。一般建议顺产新妈妈产后 6~8 小时就可以下床活动,产后第 1 天就可以进行简单的运动,如举腿、缩肛运动。这有助于盆底肌肉和肌膜的恢复。但是这些运动不适合会阴侧切和剖宫产的新妈妈。

提前看过来	
练习时长	5~15 分钟
练习场合	医院或家中
辅助工具	床或瑜伽垫
练习强度	初级

缩肛运动,缓解阴道松弛和尿失禁

产后新妈妈要经常做缩肛运动,不仅可以加强阴道的弹性,恢复盆底肌肉的收缩力,有效缓解阴道松弛的现象,同时也可以增强骨盆肌肉的张力,加强尿道的阻抗力,减少膀胱肌肉的过动反应,改善产后尿失禁的现象。

紧实肌肉,促阴道恢复

缩肛、举腿运动

产后第 1 天,顺产新妈妈做做缩肛运动可以促进阴部血液循环,锻炼盆底肌肉,帮助恢复阴道的收缩力;还能有效防止产后新妈妈便秘。同时,顺产新妈妈也可以躺在床上举举腿,这有利于腹肌力量的加强。

缩肛运动

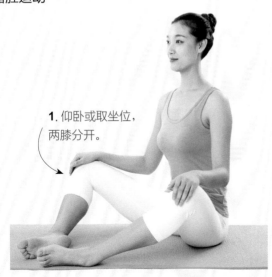

1. 仰卧或取坐位,两膝分开。

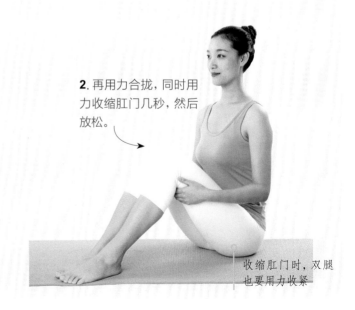

2. 再用力合拢,同时用力收缩肛门几秒,然后放松。

收缩肛门时,双腿也要用力收紧

举腿运动

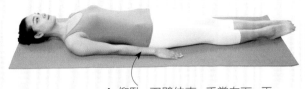

1. 仰卧，双臂伸直，手掌向下，平放在身边。

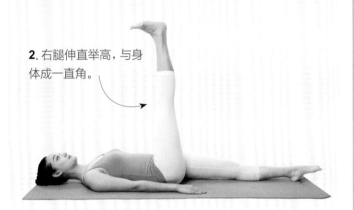

2. 右腿伸直举高，与身体成一直角。

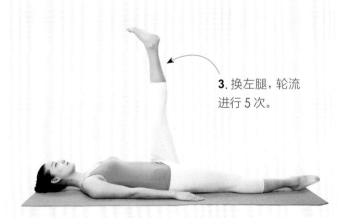

3. 换左腿，轮流进行 5 次。

运动注意事项

会阴侧切新妈妈不宜做

　　要注意会阴侧切的顺产新妈妈不适合做以上运动，要等伤口愈合好后再进行，以免撕裂伤口。在做缩肛运动时新妈妈一定要放松腹部，将手放在腹部，感觉到腹部不紧张即可。每次缩肛不少于 5 秒，然后放松，连续做 15~30 分钟。做举腿运动时，腿举起时要保持 5 秒。

　　如果新妈妈体力不够，不能坚持也不要紧，可以从每天 5 分钟开始，然后逐日增加时间。运动时应注意动作和缓，不要勉强。备好毛巾和温开水，随时擦汗和补充水分。

　　无论局部麻醉还是全身麻醉的剖宫产新妈妈，术后 24 小时之内都应卧床休息，所以剖宫产新妈妈也不适合做以上运动，以避免刀口出血。剖宫产新妈妈可以在产后 1 周尝试做做缩肛运动，产后 4 周再进行举腿运动，如果有任何不适症状应及时停止。

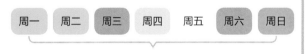

| 周一 | 周二 | 周三 | 周四 | 周五 | 周六 | 周日 |

周一到周日，隔天做1次。

隔天做 1 次就可以，1 周可做 4 次。
除了产后第 1 天外，接下来的 1 周顺产新妈妈都可以做，但由于新妈妈身体还很虚弱，隔 1 天做 1 次为宜。

轻柔运动，让身体一点点回归

剖宫产后 6 小时，新妈妈可忍住疼痛，多多翻身，以便尽快排气。24 小时后，可以在家人的搀扶下，下床走动走动，还可以活动手臂、肩部，以提高关节的灵活性，加速体内血液循环，避免麻醉药所引起的副作用，让身体一点点回归到最初的状态。

顺产新妈妈也可以做做这组运动。由于顺产新妈妈**恢复较快**，可以坐在**椅子**上进行，恢复的同时还能**紧致**大腿的肌肉。

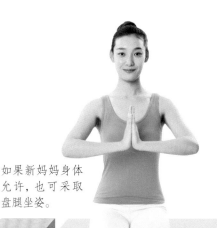

如果新妈妈身体允许，也可采取盘腿坐姿。

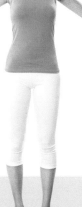

屈伸双肘速度要缓慢。

双手左右推

* 双腿屈膝跪坐于床上，屈双肘，双掌在胸前合十，双掌尽量合紧。

* 双肘尽量保持平行，用左手推着右手往右平移。

* 达到极限后，右手再以同样的方式往左推，来回重复 15 次。

肩臂拉伸

* 盘腿坐在床上，双手手心朝上自然放在双腿上。

* 腰背挺直，双手慢慢向上移动（画圆），通过头部放于两肩背上。

* 双肘向上抬起，双臂用力向后背，有拉伸的感觉，保持 5 秒，重复 10 次。

瘦手臂操

* 基本站立式，屈伸双肘甩前臂，前臂疲劳后甩动整条手臂。整条手臂都疲劳后，就放下来休息。

* 然后再重复，至少做 3 次。这是个促进血液循环的极好动作，能够让整条手臂的所有关节都活动开。

放松背部与肩部

　　产后适当地放松背部与肩部，可以使新妈妈的上身得到伸展，让肩部和背部的经脉顺畅，有效缓解僵硬感，滋养脊柱，从而消除产后新妈妈的疲惫感，放松身心。

　　除了运动放松背部、肩部外，新妈妈还可以用热敷、按摩等方式来治疗，这些方法也可以促进血液循环、使肌肉松弛并减轻疼痛和疲劳。

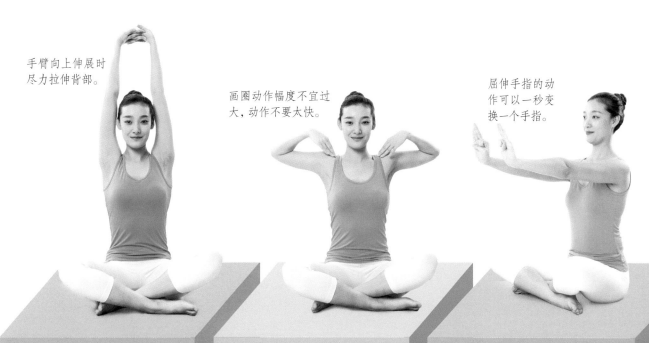

手臂向上伸展时尽力拉伸背部。

画圈动作幅度不宜过大，动作不要太快。

屈伸手指的动作可以一秒变换一个手指。

背部舒展运动

* 盘腿坐在床上，双手在前，手心向内握住。
* 将双手向前水平伸展，背部用力后拽，保持10秒。
* 吸气，双臂贴紧耳朵，抬高，双手手掌压紧，保持5秒。
* 每天坚持5分钟，就能拉伸肌肉，舒展背部，放松解乏。

转肩运动

* 盘坐在床上，双手落在肩上。
* 向内画圈10次。
* 接着再反方向画圈10次。
* 每次重复做10组可有效拉伸肩背，活动肩关节，使身心放松。

屈指运动

* 盘坐在床上，将双臂平行举起，用力拉伸。
* 从大拇指开始，依次握起，再从小指依次展开。
* 双手展开、握起，再展开、握起，反复进行。
* 这种运动不仅能拉伸背部肌肉，还能活动手指关节。

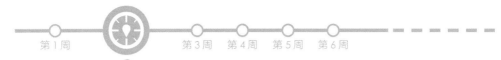

第1周　第2周　骨盆、子宫恢复最重要　第3周　第4周　第5周　第6周

第2周　骨盆、子宫早恢复

经过1周的调整，新妈妈身体渐渐恢复，脾胃功能也开始恢复。在第2周里，骨盆、子宫的恢复是新妈妈的头等大事。分娩后子宫变为原来的数十倍大，而骨盆也会因此松弛。如果骨盆、子宫恢复不好，会造成新妈妈产后出血，还会使骨盆、子宫变形。因此要注意一些生活中的小细节，做做简单的运动，这样骨盆、子宫会渐渐恢复。

看恶露推测子宫恢复情况

分娩后
恶露像月经，色鲜红，量多，时有小血块，有少量胎膜及坏死脱膜组织，持续三四天。

分娩四五天后
出血量减少，浆液增加，变为浆液恶露，持续10天左右后，转变为白色恶露。

分娩10天后
恶露变黏稠、色泽较白，产后14~21天消失。

辣妈正确坐、站、躺

坐
产后正确的坐姿，可以使新妈身材挺拔，利于瘦身，同时也有助于骨盆的恢复。新妈妈坐在床上时，骨盆左右对称，伸直脖子，放松肩背。用中指对准尾椎骨，手掌能触到骶骨的位置。最好是盘腿坐，如果不方便，也可将双脚伸直，只要保持骨盆对称即可。坐在椅子上时，股关节向外，使骨盆竖立，再伸直肩背；对于办公室新妈妈，可将双脚并拢，中心均衡地落在双腿上，不要跷二郎腿。

站
产后正确的站姿，不仅可以使新妈妈塑造好的身材，还可以帮助新妈妈减肥瘦身，恢复骨盆。每天晚饭后30分钟，靠墙站立，把整个背部紧贴在墙壁上，臀部、背部、腿、腰部、头、脖子等都尽量贴紧墙面，每次15分钟，每天做1次，1周后，不仅瘦腰，腿也会变得又细又直。这是因为人在靠墙站立时，大腿内侧、小腿肚、腹部等部分的肌肉紧张，可促进脂肪的消耗。若新妈妈在站立的过程中出现不适，应及时停止。

躺
产后正确的睡姿可以减少新妈妈子宫位移的发生率，帮助子宫恢复。对于顺产新妈妈，最好采取侧卧位，也可侧卧、仰卧交替，但要避免长时间仰卧，以免造成骨盆变形，骨缝开裂。剖宫产新妈妈，也应采取侧卧位，使身体和床成20°～30°，在背后垫上垫子，以减轻身体移动时对伤口的震动和牵拉，可和半卧位交替进行，但也要避免长时间仰卧。

按摩腹部，巧排恶露

新妈妈产后瘦身，要坚持瘦身与调理身体并进的原则。按摩腹部就是一个很好的运动方法，既有利于新妈妈尽快排出恶露，又能让腹部的肌肉变紧实。

新妈妈可以这样按摩：平躺于床上，用拇指在肚脐下约10厘米处（这就是子宫的位置）轻轻地做环形按摩。每天按摩2次，每次3～5分钟。当子宫变软时，用手掌稍施力于子宫位置，做环形按摩，如果子宫硬起，则表示收缩良好。

当子宫收缩疼痛厉害时，暂时停止按摩，可采取俯卧姿势以减轻疼痛。腹部按摩可以刺激胃肠蠕动，帮助子宫复原及恶露排出，也可预防因收缩不良而引起的产后出血。

产后2周内能吃水果吗

水果中含有丰富的果胶和维生素，对产后新妈妈的身体健康是非常有益的，但是水果中也含有丰富的果糖。产后2周内，新妈妈的身体往往还有轻微水肿现象，水果中过量糖分的摄入会延长水肿时间，有不利于瘦身的说法。

关于产后2周内到底能不能吃水果，现在还没有比较科学的解释，新妈妈可以根据自己的饮食习惯决定是否吃。如果吃水果，最好吃常温的水果，尤其是脾胃比较虚弱的新妈妈还可将水果稍微在温水中泡一下再吃。

如果不吃也没有关系，可以适当多吃蔬菜，也能保障此14天内营养的均衡。产后2周后，新妈妈可以正常吃水果。

及时补血助恢复

进入产后第2周，剖宫产或会阴侧切的新妈妈伤口基本上愈合了，胃口也有了明显的好转，因分娩而损失的元气要及时补充回来，这就需要及时补血，而这些营养物质，也能促进新妈妈身体和子宫的恢复。

适当吃鱼肉、鸡肉、猪蹄等食物，这些食物含有丰富的蛋白质，有补中益气、补血养胃的作用，可以为正在恢复的身体提供源源不断的营养支持。家人可以为新妈妈烹制鱼汤、鸡汤、猪蹄汤等汤饮，需要注意的是，烹制汤时不要放太多油，给新妈妈喝之前，先将汤表面的油撇去。

可适当多吃红色食物，如红枣、胡萝卜、西红柿、猪肝、红糖等，这些食物中含有丰富的铁，有补血、补气的功效，很适合此阶段的新妈妈食用。

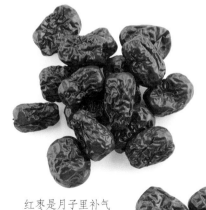

红枣是月子里补气补血的必备食材。

视情况做产后体操

产后体操是新妈妈恢复形体的一种很好的方式，是很多新妈妈瘦身的首选。但是，并非所有的新妈妈都适合用这种方式。有以下情况的新妈妈就不宜做体操：产后体虚发热者；血压持续升高者；有较严重心、肝、肺、肾疾病者；贫血及有其他产后并发症者；剖宫产手术者；会阴严重撕裂者；产褥感染者。

超简单的子宫恢复操、骨盆还原操

产后第 2 周是内脏、骨盆和子宫收缩、恢复至孕前状态的关键时期，也是产后瘦身的主轴。下面这套简单的子宫恢复操和骨盆还原操对新妈妈子宫和骨盆腔的收缩有很大的助益，能有效防止子宫后位，促进子宫和骨盆回到正常的位置上。

提前看过来

练习时长	20~30 分钟
练习场合	家中
辅助工具	硬床或瑜伽垫
练习强度	初级

做子宫恢复操要注意

太软的床不利于子宫恢复

这套子宫恢复操只有在较硬的床上进行才能起到很好的效果，太软的床不利于子宫恢复。在做恢复操之前，新妈妈要做做热身运动，活动活动手腕、脚腕，伸展胳膊和腿。

子宫恢复操

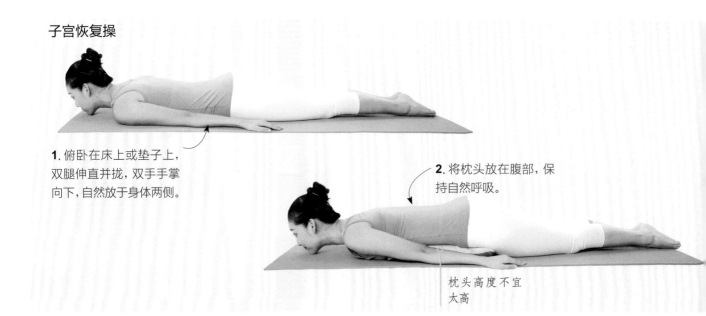

1. 俯卧在床上或垫子上，双腿伸直并拢，双手手掌向下，自然放于身体两侧。

2. 将枕头放在腹部，保持自然呼吸。

枕头高度不宜太高

做骨盆还原操要注意

恶露排净后再进行练习

仰卧抬臀运动可加强新妈妈腹肌和盆底肌肉的锻炼，促进子宫、腹肌、阴道、盆底组织的恢复。但建议恶露排净后再进行练习。在运动时要配合呼吸，身体舒展时慢慢吸气，肌肉开始紧张时憋气，再次放松后慢慢呼气，运动后调整呼吸。

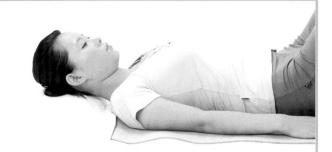

周一	周二	周三	周四	周五	周六	周日

周一到周日，每天都做。

每天都可以做。

子宫恢复操每天 2 次，早晚各做 3~5 分钟。骨盆还原操每天做 4~6 次。

骨盆还原操

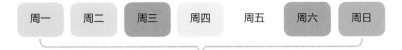

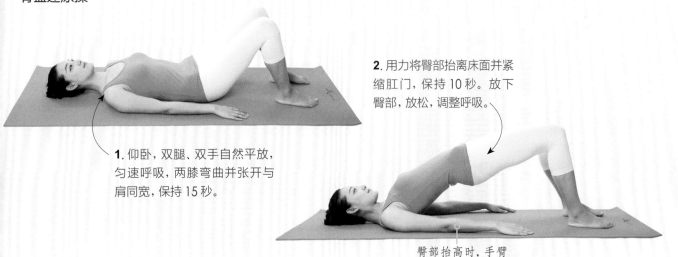

1. 仰卧，双腿、双手自然平放，匀速呼吸，两膝弯曲并张开与肩同宽，保持 15 秒。

2. 用力将臀部抬离床面并紧缩肛门，保持 10 秒。放下臀部，放松，调整呼吸。

臀部抬高时，手臂放松，不要用力

快速复原小动作提前学

本周新妈妈身体还处于快速复原期,所以那些繁琐、步骤多的产后操并不适合此时的新妈妈。其实,一些小动作看似简单,却让身体的各个部位都得到了有效的锻炼,更适合本周新妈妈瘦身。

下面这几个小动作非常简单,能舒展全身筋骨,使新妈妈放松身心,还能促进身体快速复原,新妈妈不妨尝试一下。

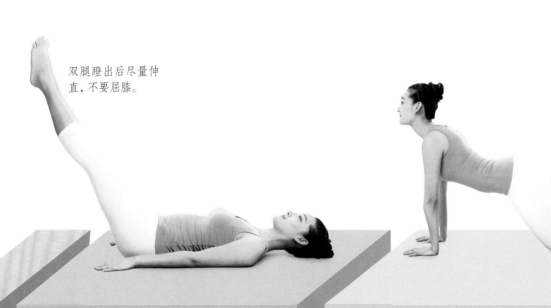

双腿蹬出后尽量伸直,不要屈膝。

不要在太软的床上进行此运动。

蹬腿运动

* 平躺于床上,双腿、双臂自然伸直,双腿同时向上慢慢抬起。

* 然后再放下,抬起时不可过度用力,每天 2 次,每次 2 分钟即可。

* 蹬腿运动可促进血液流通,平坦小腹;还可加强腿部、臀部的肌肉力量。

跪坐、伏跪

* 翻身俯卧后,慢慢坐起,使身体取跪姿,保持 10 秒。

* 身体慢慢前倾,用双臂支撑床面,保持 10 秒。

* 每次运动 5 分钟,可促进下肢静脉回流,有助于全身血液循环,改善新陈代谢。

这样运动恢复快

新妈妈较产后第 1 周身体有了一些好转，此时新妈妈可以适当做些简单、轻松、温和的运动，这对提高新妈妈关节的灵活性，加速体内血液循环是非常有益的，也为新妈妈日后瘦身做好准备。

活动脚趾的运动简单易行，剖宫产新妈妈和会阴侧切的新妈妈也可以尝试。**容易腿抽筋**的孕妈妈在运动前可以**热敷小腿**，并减小动作幅度。

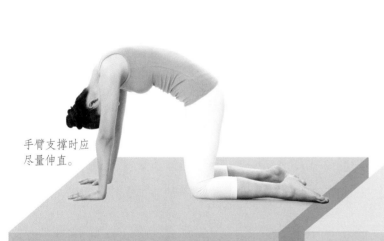

手臂支撑时应尽量伸直。

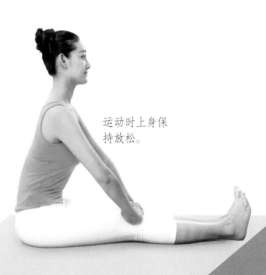

运动时上身保持放松。

猫式

* 双腿屈膝，与髋同宽，跪在床上，背部伸展，手臂垂直，十指张开。
* 呼气时低头，背部拱起，像猫弓背；吸气时抬头，胸腔上提。
* 简单的弓背动作可以柔化脊椎，促进脊柱神经系统功能的改善，使腰、背部更加灵活。

活动脚趾

* 坐在床上，双腿伸直放平，脚趾向前伸展，保持 10 秒。
* 将脚趾向上扳，然后往下推，重复 20 次。
* 尽量拉伸脚趾可以拉伸大腿和小腿肌肉，提高关节的灵活性。

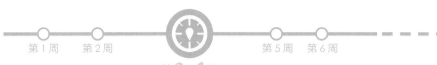

第1周　第2周　　　第5周　第6周

第3~4周
护理乳房，摆脱下垂

第 3~4 周　乳房不下垂

产后 3~4 周，宝宝吃奶量会大大增加。此时，新妈妈的乳房在雌激素、孕激素的刺激下，乳腺管和乳腺腺泡会进一步发育，双侧乳房开始发胀、膨大，有胀痛感及触痛。因此哺乳期更要加强对乳房的护理，这样不仅会有充足的乳汁，避免乳房疾病，还可以防止新妈妈乳房下垂，拥有迷人的乳房曲线。

缓解乳房胀痛的办法

早开奶、勤哺乳

宝宝出生后尽早哺乳，使乳腺管尽早疏通，乳汁尽早排出，尽量让宝宝将奶吸空，有多余的奶可以用手或者吸奶器挤出来。

哺乳前按摩乳房

可以用毛巾热敷乳房，也可以用手由四周向乳头方向轻轻按摩乳房，以促进乳汁分泌通畅。

哺乳期也要穿文胸

穿合适的文胸将乳房托起，以利于乳房的血液循环，从而减轻疼痛。

适当吃点丰胸下奶的食物

此时宝宝的吃奶量会有所增加，新妈妈甚至会觉得自己奶水不够。如果宝宝尿量、体重增长都很正常，两顿奶之间很安静，就说明母乳充足。否则就需要吃些丰胸下奶的食物了，这样不仅可以下奶，还可以让新妈妈在哺乳期就拥有完美的乳房曲线。

丰胸下奶的食物

下奶的食物有花生、猪蹄、木瓜、虾、蛤蜊、黄豆、红豆、豆腐、核桃、花生、芝麻等。还有鲫鱼汤、排骨汤，这些都是公认的很有效的下奶汤。如在汤中加入通草、黄芪等中药后效果会更好。喝下奶汤的时候，不能只喝汤不吃肉，要肉和汤一起吃。

回奶的食物

韭菜、麦芽、大麦茶、人参等易导致回奶，新妈妈应禁食。大蒜等辛辣的调味料，会影响乳汁的味道，导致宝宝拒绝母乳。哺乳期饮酒会抑制乳汁的分泌，也会影响子宫收缩，新妈妈不宜饮用。

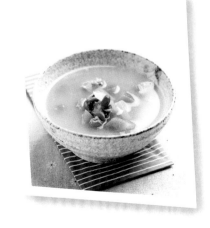

胸部瑜伽，摆脱乳房下垂

怀孕期间由于雌激素的作用，促使乳腺生长，乳房内的血管也变得较为粗大，不仅向前推高，同时也向两腋扩大。但是分娩后，乳房虽然有一定的自我复原能力，但其支撑乳房的韧带和皮肤因为长时间的拉扯很难一下复原，再加上新妈妈哺乳期不注意乳房的保护，致使乳房不再挺拔。新妈妈可以试试以下的胸部瑜伽，可以有效提升胸部，打通乳腺，防止下垂，有催乳的作用。同时还能锻炼手臂和双腿的肌肉，美化腿部和臀部的线条。

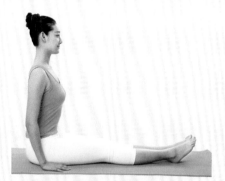

1. 坐姿，双腿伸直，腰背挺直，双手放在臀部两侧的地面上。

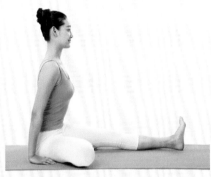

2. 弯曲右腿，将右脚放在左大腿根部。

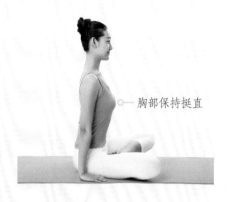

胸部保持挺直

3. 弯曲左腿，将左脚放在右大腿根部。

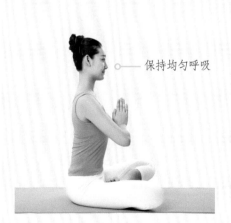

保持均匀呼吸

4. 双手在胸前合十。

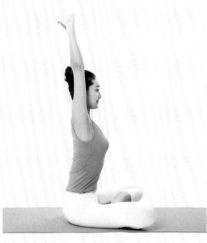

5. 吸气，十指相交，双臂高举过头顶，掌心向上，双臂不要弯曲，上半身保持挺直。

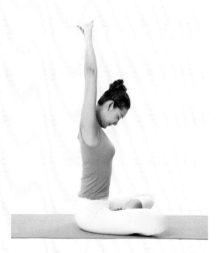

6. 呼气，低头，下巴触碰锁骨，背部挺直。

用正确优美的姿势哺乳

　　新妈妈每天要花好几个小时哺乳，大部分的新妈妈都喜欢低头看着宝宝吮奶，听着他（她）咕咚咕咚地咽奶，真是甜蜜的时刻。但是如果妈妈喂奶的姿势不正确，久而久之极易感到疲劳，长时间的固定姿势很容易引起单侧的肌肉疲劳，导致产后腰痛。而且这样的姿势也影响局部的血液循环和新陈代谢，会给新妈妈增加减肥的难度。

提前看过来	
练习时长	每次哺乳时
练习场合	家中
辅助工具	床或椅子
练习强度	初级

选择适合自己的哺乳姿势

　　不论是顺产妈妈还是剖宫产新妈妈，都要在医护人员的指导下学会正确的哺乳方法——宝宝的嘴及下颌部紧贴新妈妈乳房，新妈妈与宝宝胸部紧贴胸部、腹部紧贴腹部，这样宝宝就很容易将乳头和大部分乳晕吸入口中。哺乳之前，新妈妈要让自己躺舒服或坐舒服，然后让宝宝贴近自己，而不是自己贴近宝宝。

肩背舒展，胸部挺拔

正确优美的哺乳姿势

　　在哺乳时，采取正确优美的的哺乳姿势，新妈妈不但不容易疲劳，还可以使胸部保持挺拔，防止肩痛。让新妈妈远离乳汁分泌不畅、乳腺堵塞等乳腺问题，并且宝宝吸吮起来也会更方便。同时，还可以纠正骨盆歪斜，使肩背部舒展、放松。

1. 抱球抱姿。妈妈可倚靠在床头或者坐于椅中，把宝宝放在妈妈身体的一侧，妈妈用前臂支撑着他的背，使宝宝颈和头枕在妈妈手上，看起来就像妈妈把宝宝夹在胳膊下面一样。这个姿势比较适合剖宫产的新妈妈。

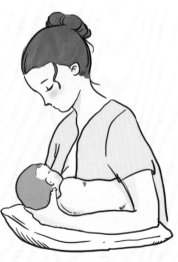

2. 摇篮抱姿。妈妈可倚靠在床头或者坐于椅中，在腿上垫上枕头，将宝宝放到枕头上，让他侧躺，使脸、腹部和膝盖都朝向妈妈，并使腹部紧贴妈妈，妈妈用臂弯托住宝宝的头部、后背和臀部，使他的头达到乳房高度，另一只手可托住乳房。这个姿势比较适合顺产的新妈妈。

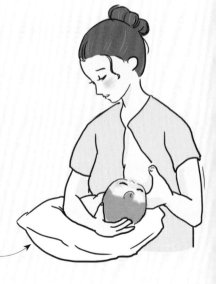

哺乳姿势要注意

找到最舒服的姿势

　　哺乳时，新妈妈的肌肉要适当放松，不用费力抱着宝宝，也不用因为喂奶而保持僵硬的姿势，最好是宝宝自然含住整个乳头，包括乳晕。新妈妈坐着时，可以在脚下踩只板凳，让双腿抬高，更利于哺乳。

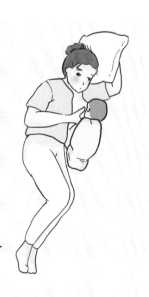

宝宝骑坐在妈妈大腿上的姿势适合较大一点的宝宝。

周一	周二	周三	周四	周五	周六	周日

周一到周日，每天都做。

每次哺乳时，选择正确舒适的姿势，
放松身心，能使身姿更加挺拔。

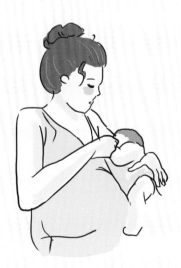

3. 交叉摇篮抱姿。交叉摇篮抱姿是新妈妈最喜欢也最常用的姿势，妈妈用手臂支撑宝宝的头、颈、背部和臀部，使宝宝腿自然放于妈妈腿上或者用另一只手抱起，引导宝宝找到乳头。这个姿势适合所有新妈妈。

4. 侧卧喂奶姿势。新妈妈侧卧在床上，宝宝也侧卧，使宝宝脸朝向妈妈，妈妈可用身体下侧胳膊搂住宝宝的头、颈、背，也可以将身体下侧胳膊枕在头下，用身体上侧胳膊扶住宝宝臀部。这个姿势适合剖宫产新妈妈或坐着喂奶不舒服的新妈妈。

边哺乳边做绕肩运动

哺乳时，新妈妈怕打扰宝宝吃奶，总是保持一个姿势不敢动。其实，新妈妈可以一边哺乳，一边做做绕肩运动，能使脖子、肩部和背部更加放松，血液循环更加通畅。

有些新妈妈哺乳时，容易弯腰驼背，肩部和背部也会变得很僵硬。做做绕肩运动，还可以有效纠正新妈妈的不良姿势，预防慢性肩周炎和乳房疾病，使上半身血液流通更加顺畅，乳房更加挺拔。

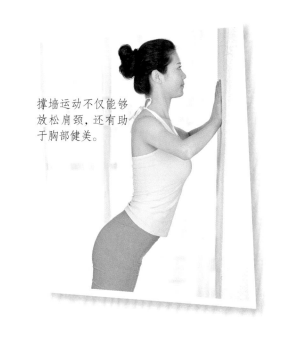

撑墙运动不仅能够放松肩颈，还有助于胸部健美。

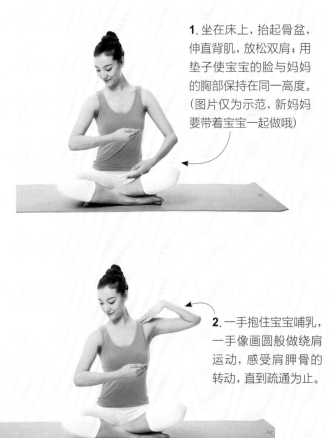

1. 坐在床上，抬起骨盆，伸直背肌，放松双肩；用垫子使宝宝的脸与妈妈的胸部保持在同一高度。（图片仅为示范，新妈妈要带着宝宝一起做哦）

2. 一手抱住宝宝哺乳，一手像画圆般做绕肩运动，感受肩胛骨的转动，直到疏通为止。

随时进行的锻炼方式

快出月子了，家人对新妈妈和宝宝的照顾可能不像之前那么无微不至，需要新妈妈更加独立了。有的新妈妈就觉得时间很紧张，整天忙忙碌碌的，哪有时间瘦身啊！其实，产后不一定要专门拿出一段完整的时间来锻炼，生活当中随时随地都可以进行锻炼。如行走或站立时，不要只是站着，可以做缩肛运动。打电话时，用脚尖站立，使腿部和臀部的肌肉绷紧。因为产后忙于换尿片及抱宝宝，总是弯腰，所以有机会就要深呼吸，伸直背，挺直腰杆。平时在家时，可以做做撑墙运动，也可将头、背、臀、脚跟贴紧墙壁伸直，这样做都可以使你的身材保持挺拔。

泌乳，让身体燃烧热量

母乳中含有多种宝宝成长所必需的营养成分，如蛋白质、乳糖、脂肪、维生素、矿物质，以及有益健康的免疫蛋白等，这些终将成为宝宝成长力量的乳汁，都是妈妈体内额外的热量变成的，即妈妈每天泌乳就在消耗热量，这也是母乳喂养能够瘦身的原因。

新生宝宝每次吃奶 30~50 毫升，按每 3 个小时吃一次计算，新妈妈每天需要泌乳 300 毫升左右，这需要消耗新妈妈大约 750 焦耳热量，相当于有氧运动 30 分钟。随着宝宝长大，需要乳汁量越来越多，进行母乳喂养的妈妈每天消耗的热量也越来越多，因此，这是非常好的瘦身方式。

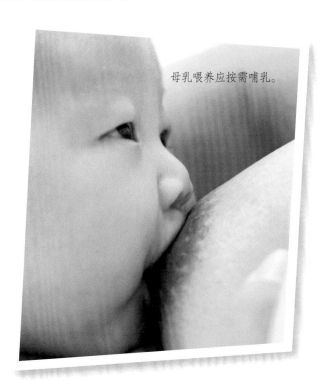

母乳喂养应按需哺乳。

母乳喂养时，减重需缓慢进行

新妈妈在哺乳期间减重要谨慎，因为运动、饮食、疲劳等都会影响乳汁质量，进而影响小宝宝健康。健康的哺乳期减重不仅要分阶段，而且必须缓慢进行。

出月子后，安全的减肥速度以每月减 0.5~0.9 千克为宜。如果新妈妈身体比较弱，这个目标重量还需要下降，甚至不能考虑减重，如有必要，还必须吃一些营养的食物，并且保证足够的休息，以保证新妈妈的身体健康。

新妈妈哺乳期间的减重目标，需要通过不摄入过多热量和选择正确的食物来达到。通过此方法减下的体重通常不会反弹，不会伤害新妈妈身体健康，而且也能保证小宝宝的营养需要。唯一令人烦恼的是，这种减重方法会比较慢。

不是所有母乳喂养妈妈的体重都会自动下降

母乳喂养期间，身体里的化学反应为产奶提供足够的能量储备，当停止喂奶时，身体代谢恢复正常，很容易减肥。母乳喂养确实会帮助哺乳妈妈消耗很多热量，但现实是，很多哺乳妈妈并没有瘦，这一方面与体质有关，一方面也与哺乳期间摄入过多热量有关。有些哺乳妈妈以为只要母乳喂养就会瘦，无所顾忌地大吃特吃，摄入热量更多，身体无法完全消耗掉，形成脂肪储存起来。所以，母乳喂养妈妈也应控制饮食，不能大补特补。

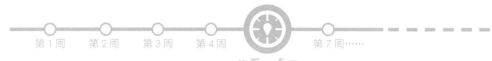

第1周　第2周　第3周　第4周　　第7周······

第 5 ~ 6 周
边散步，边瘦身

第 5~6 周　散散步，好心情

在产后第 5~6 周，新妈妈还没有出月子，不宜过于疲劳，也不适合进行远途旅行，但可以在家附近的公园或者庭院里散散步。散步时间不宜过长，走 30 分钟，最好就休息一下。还要注意头部和脚部的保暖，穿上合适的衣服和鞋袜。如果天气寒冷或有雾霾，最好不要出门。

避免高强度运动

以舒缓运动为主

进入本周，很多新妈妈都以为自己已经出月子了，其实不然，新妈妈自宝宝出生，胎盘娩出到全身器官（除乳腺）恢复至正常状态，大约需要 6 周，这 42 天称为产褥期，也就是我们通常所说的坐月子，所以本周新妈妈运动和瘦身时仍旧不能掉以轻心。可重复前几周的瘦身运动，根据身体的恢复程度，适当增加运动时间和次数，但是千万不可做高强度运动，避免对身体造成损伤。剖宫产新妈妈更要注意，此时还是以舒缓的运动为宜。

每天 30 分钟有氧运动

新妈妈可以每天做有氧运动 30 分钟。如果要照顾宝宝无法用整整 30 分钟来运动，可以每天锻炼 3 次，每次 10 分钟。

和宝宝一起运动

现在有很多亲子运动，非常有趣，新妈妈可以和宝宝一起运动，不仅可以和宝宝度过亲子时间，还可以锻炼身体。

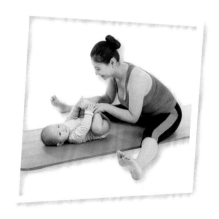

产后运动的三宜三忌

三宜

宜与体力恢复同步，不要过于疲劳。
宜运动前做准备活动，运动后放松。
听医生建议，进行适合自己的运动。

三忌

忌饭后马上做运动，应至少饭后 1 小时再做。
剖宫产和会阴侧切的新妈妈忌强行做运动。
忌疼痛时依然运动，运动时若有疼痛反应应马上停止。

运动后这样放松

运动后要调整呼吸，调匀气息。
双手合十放在胸前，放松身体。
轻拍胳膊和双腿，防止肌肉酸痛。

适当做些简单的家务

本周，大部分顺产新妈妈的身体已经恢复，剖宫产新妈妈也已基本恢复正常，可以适当做些简单的家务。如做饭、用洗衣机洗衣服、给宝宝洗澡等。这些简单的家务能让新妈妈的产后生活丰富起来，不觉乏味，还能起到锻炼的效果。

不过，新妈妈不能因为身体已有一定恢复就开始进行繁重的劳动。新妈妈应避免长时间站着或集中料理家务，因为此时身体还是相对虚弱的。虽然此时新妈妈的身体已经基本恢复，但还是要以休息为主，所以在做家务时，要以不疲劳为限。

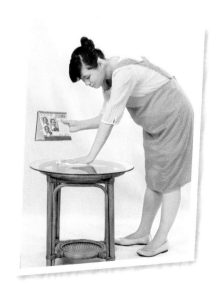

抑郁妈妈多半会体重失控

很多人一直以为心情不好，吃不下东西，很容易瘦下来，其实心情不好的时候，很多毒素淤积在体内，脂肪代谢并不顺畅，热量反而容易堆积。另外，情绪压抑的时候，反而喜欢吃甜食，更不利于减肥。

正在哺乳的新妈妈要注意，保持愉悦的心情，这不仅有利于身体恢复、宝宝健康，对瘦身也非常有利。生活中，多想想宝宝长大后体贴的样子，从心中感受幸福。

每晚临睡前，回忆几件令自己高兴的事，并记录下来。早上醒来后，先告诉自己，美好的一天又开始了。在一天中，多观察、多发现有趣的事。如果可以，每天读一些美好的文字，会激发内心的幸福感，同时也有利于减肥。

此外，新妈妈可多吃些令自己愉快的食物。如香蕉，香蕉中丰富的色氨酸和维生素 B_6 进入人体后，会刺激大脑产生血清素，进而使人心情愉悦。再比如杏仁，杏仁富含维生素 E 和 B 族维生素，有助于调节情绪、减压。还有绿叶蔬菜，绿叶蔬菜中含有丰富的叶酸，可调节情绪。

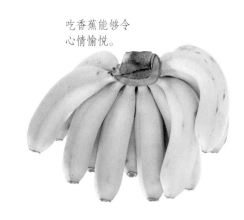

吃香蕉能够令心情愉悦。

控制脂肪摄取

怀孕期间，孕妈妈为了准备生产及产后哺乳而储存了不少的脂肪，再经过产后滋补，又给身体增加了不少"负荷"。若再吃过多含油脂、脂肪的食物，乳汁会变得浓稠，而对于吃母乳的宝宝来说，母乳中的脂肪热量比例已高达56%，再过多地摄入不易消化的脂肪，宝宝的消化器官是承受不了的，容易发生呕吐等症状。再则，新妈妈摄入过多脂肪增加了患糖尿病、心血管疾病的风险；其乳腺也容易阻塞，易患乳腺疾病；脂肪摄入过多对产后瘦身也非常不利。因此，新妈妈应控制脂肪的摄取。

满月后的瘦身恢复运动

满月后，新妈妈的身体复原得差不多了，此时可以做做中等强度的运动，不仅能促进新妈妈产后身体的恢复，还能重塑体形，强健体魄。

提前看过来	
练习时长	5~10 分钟
练习场合	家中
辅助工具	瑜伽垫
练习强度	初级

有助骨盆恢复的运动

产后的 42 天内骨盆具有良好的可塑性，是恢复骨盆的最佳时期。这期间经常练习骨盆恢复操，可使骨盆恢复到产前的状态。这里再介绍一种让骨盆更加灵活的运动，对新妈妈的身体恢复和塑造完美体形都有帮助。

重塑形体，骨盆恢复

骨盆灵活操

骨盆是连接上下肢的重要骨架之一，腿型的美丑与女性骨盆息息相关，针对骨盆的专项运动，不仅能促进产后骨盆和新妈妈身体的恢复，还能重塑新妈妈的形体，瘦腿瘦腰又翘臀。

1. 仰卧，双腿弯曲，脚掌紧贴地面，双手手掌向下，置于体侧。

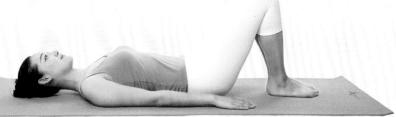

2. 双手交叉垫在头下，双腿向左侧倾斜，左腿外侧贴住地面。

运动注意事项

双腿倾斜时要贴住地面

　　双腿倾斜时要以贴住地面为准，这样才能很好地拉伸腿部、腰部和臀部的肌肉，同时也能使骨盆得到锻炼。每一个动作保持 10 秒，左右两侧完整重复 5 次，整体时间保持在 5~10 分钟。在运动前要先活动活动腰部和腿部，以免抽筋。在运动过程中，如果感到不舒服要立即停止。

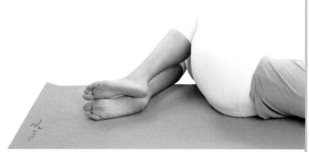

周一	周二	周三	周四	周五	周六	周日

周一到周日，隔天做1次。

隔天做 1 次就可以，1 周可做 4 次。等到新妈妈完全恢复后可坚持每天进行。

3. 左脚放在右侧大腿上。

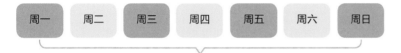

手臂要紧贴瑜伽垫

4. 换另一侧进行相同动作。

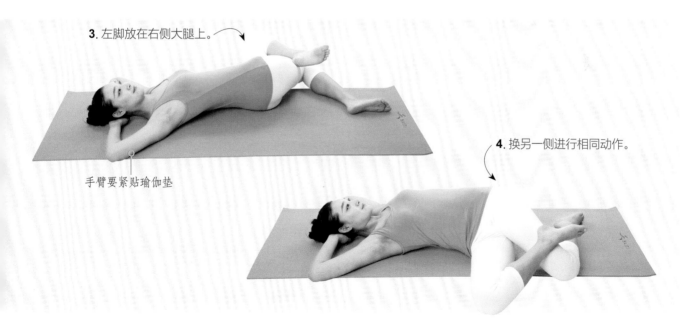

养生又保健的产后穴位减肥法

穴位按摩瘦身，首先要找对、找准相关的穴位，可是很多新妈妈觉得找穴位很难，其实只要掌握方法和要领，就能轻松找准穴位。首先新妈妈要静下心来，按照穴位所示位置按下去，如果有酸酸麻麻的感觉或者能感觉到有个小小的凹洞，那就表明找对了穴位，反之则没有找对。

穴位按摩瘦身对**剖宫产新妈妈、会阴侧切**新妈妈和一些**不愿意运动**的新妈妈来说非常适宜，既**动作温和**又对身体的**调养和恢复**大有裨益。

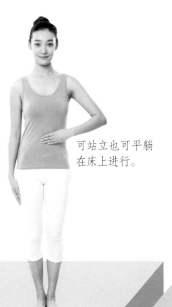

可站立也可平躺在床上进行。

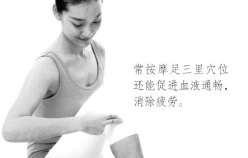

常按摩足三里穴位还能促进血液通畅，消除疲劳。

旋揉肚脐周围

* 一手四指并拢，利用四指指腹稍微用力压肚脐周围。
* 沿着肚脐周边朝一个方向旋转按揉，顺时针、逆时针各5分钟。
* 通过按揉肚脐周围的穴位，可以让新妈妈的腹部暖暖的，加速身体代谢，同时也可以消耗腹部脂肪。

足三里穴位按摩减肥

* 足三里穴位于膝盖外侧下方一横指处。
* 用指腹反复按揉此穴50次。
* 按摩足三里穴位可以调理脾胃、补中益气，疏风化湿、通经活络，调节免疫力、增强抗病能力；还能起到瘦臀、瘦大小腿的功效。

边散步边瘦身

产后 5~6 周，全身各部位几乎完全恢复正常，新妈妈的心情也会变得轻松些。天气晴朗的时候，可以带着宝宝走出房间，呼吸一下室外的新鲜空气。空闲的时候，也可以自己出去在家附近散散步，对健康大有好处，也有利于让自己尽快调整到怀孕前的生活。

如果新妈妈恢复较好，可以由家人陪同，在天气晴朗的日子里到小区附近散散步，散步不仅对新妈妈的身体大有好处，而且还能呼吸新鲜空气，开阔一下视野，心情也能豁然开朗，对预防和减轻产后抑郁特别有效。但是要注意散步的时间不能超过 30 分钟。

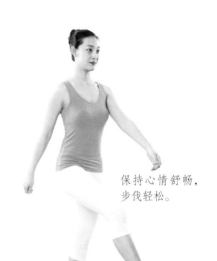

保持心情舒畅，步伐轻松。

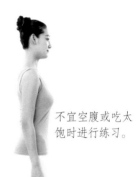

不宜空腹或吃太饱时进行练习。

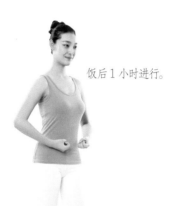

饭后 1 小时进行。

正确的散步方法

* 挺胸抬头，迈大步，每分钟走 60~80 米。
* 每天步行半小时，强度因体质而异，一般以微微出汗为宜。
* 散步不仅能让你快速复原，对瘦身也非常有帮助。

走路或站立时做腹式呼吸

* 平常走路和站立时，若配合腹式呼吸，效果会更好。
* 腹式呼吸，就是吸气时腹部鼓起，呼气时腹部缩紧，就仿佛是腹部在吸进和呼出空气。
* 随时随地都使用这种呼吸法，腹部会趋于平坦。

边散步边拍打小腹

* 将双手攥成空心拳。
* 轮流叩击小腹左右两侧，可按一定节奏拍打。
* 散步本身就能消耗一定的热量，再加上捶打小腹使脂肪细胞被激活，热量消耗能增加两三倍。

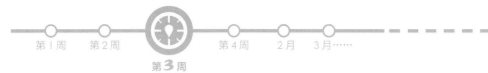

第1周　第2周　第4周　2月　3月……

第3周
剖宫产，开始减肥计划

剖宫产新妈妈这样瘦身

由于剖宫产的伤口恢复需要时间，所以不能贸然运动，需要等身体恢复后再开始运动。即使在身体恢复后，也要经过产后常规检查，医生确定可以运动之后，才可进行有针对性的消除脂肪的运动。

剖宫产新妈妈的减肥计划

根据自身制定订划

剖宫产新妈妈的减肥计划与顺产新妈妈完全不同，在可以运动的时间上有 3 周左右的差距，而且宜视身体康复状况而定。剖宫产新妈妈要根据自己的身体恢复进度，设定属于自己的减肥时间表。

产后 3 周

可以进行一些舒缓的活动，如在室内走一走，做一些柔和的拉伸，或者在床上活动下四肢，这对促进剖宫产新妈妈的新陈代谢以及身体康复是非常有益的。

产后 6 周

酌情开始减肥。剖宫产新妈妈的创口康复需要更多的时间，4周时间并不能使身体完全恢复，还需要继续恢复体力。产后 6 周后，才可以根据身体状况来酌情考虑减肥问题，而且要以调整饮食为主。

产后 2 个月

循序渐进减重。根据个人的刀口恢复情况，可以适当增加运动量，并减少一定的食量，改善饮食结构，不过，进行母乳喂养的新妈妈要注意保证一定的营养摄取。

产后 4 个月

可以加大减肥力度。从产后 4 个月起，剖宫产新妈妈身体的恢复基本与顺产新妈妈一样了，那么减肥的计划时间也可以与顺产新妈妈一样，可以适度增加运动，继续科学饮食，以保证身体逐渐恢复。

术后 24 小时下床很有必要

解决排尿问题

剖宫产新妈妈越早排尿，对身体康复越有利，及时下床排尿，可帮助伤口愈合。

及时下床走走

术后 24 小时下床活动，有助于避免肠黏连，让剖宫产新妈妈身体恢复得更好。

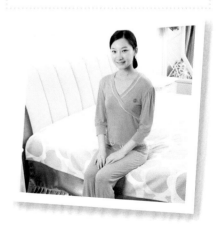

选对食物可以减重

保证营养均衡

在饮食上要做到营养均衡，以保证身体的正常恢复及母乳的分泌。

剖宫产新妈妈应尽量多摄入不同的食物，这有助于提高宝宝对食物的适应能力。

适当补充维生素、矿物质

剖宫产新妈妈伤口的恢复需要充足的维生素和矿物质供应，要适当多吃些新鲜的蔬菜、水果。

少吃高糖、高盐和高脂的食物

新妈妈往往在孕期积累了大量的能量，月子里不必刻意天天喝糖水、喝肉汤等，可以做些清淡的蔬菜汤喝。

抓住哺乳期瘦身"黄金时间"

对剖宫产新妈妈来说，哺乳期是最佳瘦身时期，剖宫产新妈妈可以在这段时期内好好地进行瘦身。饮食＋母乳＋运动，让剖宫产新妈妈每天都消耗多余热量。

注意健康饮食

剖宫产新妈妈更应保证全面而均衡的营养饮食，不要只为减肥而忽略自己的健康。可以根据自己的身体情况每天饮食摄取减少 1050 千焦热量，一般 100 克大米煮成米饭后大约会产生 1447 千焦的热量，在现在的饮食基础上，每天减少半碗米饭的摄入，就能减少 830 多千焦的热量。

坚持母乳喂养

母乳喂养依然是哺乳期妈妈消耗热量的一大途径。

适量运动

剖宫产新妈妈从术后 24 小时下床开始，在月子里可以进行舒缓的拉伸运动，到产后 4 个月可以渐渐增加运动的强度、时间，让身体慢慢瘦下来。

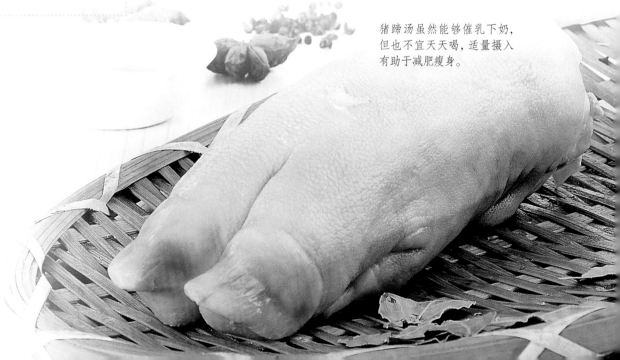

猪蹄汤虽然能够催乳下奶，但也不宜天天喝，适量摄入有助于减肥瘦身。

适合剖宫产新妈妈的运动

剖宫产新妈妈在产后 10 天后可以进行舒缓的运动，以活动四肢为宜。舒缓拉伸的运动可以使新妈妈放松身体，帮助恢复。剖宫产新妈妈要以休养伤口为主，但是长时间卧床也不利于伤口恢复，可以做些舒缓的拉伸运动，活动全身，如回首寻尾。也可进行轻柔的局部运动，利于身体放松，如上肢运动、抬头运动等。

剖宫产术后早期**不建议做太多或太激烈**的运动，可以做一些比较**轻缓**的运动，如各部位伸展运动。早期不要过于追求减肥效果，而影响自己和宝宝的健康。

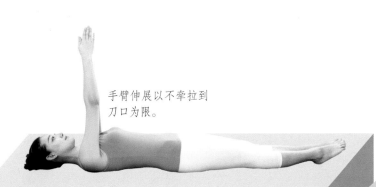

手臂伸展以不牵拉到刀口为限。

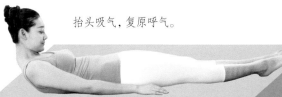

抬头吸气，复原呼气。

上肢运动

* 仰卧，身体放松。
* 双臂左右平伸，慢慢上举至胸前，两掌合拢，然后保持手臂伸直 10 秒，放回原处。
* 做此动作 30 次，可增加肺活量，还有助乳房恢复弹性。

抬头运动

* 仰卧，身体自然放松。
* 保持身体其他部位不动，抬起头部，尽量弯向胸部。
* 重复此动作两个 8 拍，休息片刻后，再做两个 8 拍。
* 抬头运动可以使颈部和背部肌肉得到舒展，还可以让新妈妈全身得到放松。

剖宫产新妈妈满月后的运动

产后 4 周后,随着身体的康复,剖宫产新妈妈可以做一些幅度稍大的拉伸运动,或者通过按摩穴位,以促进血液循环,改善新陈代谢,为日后塑造完美身体线条打下基础。这不仅有助于新妈妈腹部的恢复,对新妈妈产后整体恢复也有益。

剖宫产 6 周后可以到户外走走,呼吸**新鲜空气**,晒晒太阳,也可以适当进行**体育活动**,这对新妈妈的**身心健康**非常有利。

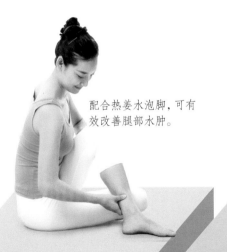

配合热姜水泡脚,可有效改善腿部水肿。

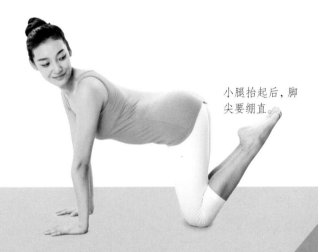

小腿抬起后,脚尖要绷直。

三阴交穴位按摩减肥

* 三阴交位于内脚踝向上三横指宽的位置。
* 用拇指指腹按揉此穴 50 次。
* 常揉此穴对肝、脾、肾有保健作用;还能消除腿部水肿,使腿部线条更匀称、美观。

回首寻尾

* 双腿屈膝跪在垫子上(建议再垫上毛毯),双臂垂直于地面,保持背部伸展。
* 抬起小腿,双腿并拢,脚尖绷直,呼气时头部转向右侧。
* 吸气时回到中间,呼气时再转向左侧。重复 5 次。
* 回首寻尾动作可以活动全身肌肉,还能提臀,帮助塑造臀部曲线。

产后瘦身运动，变身"S"形辣妈

出了月子，新妈妈的身体逐渐恢复，此时新妈妈就可以开始进行产后瘦身运动了。刚开始的运动新妈妈可以从强度低、动作简单的运动开始，然后根据身体的恢复情况循序渐进地进行。在运动的同时不仅可以减肥瘦身，还能拉伸、运动肌肉，让新妈妈的身体变得健康、优美。只要长期坚持，科学运动，就能塑造完美曲线，让新妈妈拥有"S"形曲线，变身辣妈。

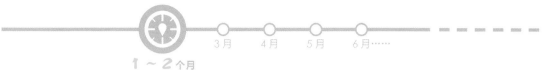

1 ~ 2个月
基础瘦身运动，助恢复

1~2 个月　科学运动速瘦身

经过月子期的调养和适当运动，新妈妈的身心已慢慢渐入佳境，此时正是新妈妈开始减肥瘦身的好时机。但身体刚刚复原，不适合做强烈的运动，要科学地进行运动，从运动强度低的运动开始，循序渐进，让身体在慢慢适应的过程中达到减肥瘦身的目的。

科学的减肥方法

养成好动的生活习惯

有些新妈妈总说没时间运动，其实在我们生活中有很多运动机会，不妨从养成"好动"的生活习惯开始，例如：走路、爬楼梯、逛街、做家务等。利用这些琐碎的时间进行运动，虽然这些活动每小时消耗的热量较少，但因为持续的时间相对较长，因此积累下来所消耗的热量有时会比从事特定单项运动高。总之养成好动的生活习惯，增加简单运动的活动量，就不用为没有时间运动而发愁了。

要减肥就要多站

减肥不一定非要去健身房挥汗如雨。肯定有很多新妈妈励志减肥，办了健身卡，但一次都没去过的肯定也不在少数。其实只要常常站起来就能成功瘦下来，而且效果不输健身房。长时间坐着，会抑制分解脂肪的酶发挥作用，促使脂肪堆积，因而导致肥胖。新妈妈可以每天饭后站15分钟再坐下；看电视时起身走动走动，这样也能加快脂肪燃烧。

减肥的"333"法则

运动"333"法则：
1. 每周固定运动3次。
2. 每次30分钟。
3. 持续3个月。

饮食"333"法则：
1. 三餐要定时。
2. 每天3份蔬菜和水果。
3. 食物三少原则：少油、少盐、少糖。

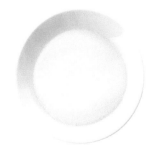

树式瑜伽，让身体更柔韧

树式瑜伽是常见的瑜伽体式，可以补养和加强腿部、背部和胸部的肌肉，并增强两踝的力量，对呼吸系统也十分有益，还能预防感冒。

提前看过来	
练习时长	15~30 分钟
练习场合	家中或户外
辅助工具	无
练习强度	初级

拉伸肌肉，增强平衡感

树式瑜伽

经过月子期间长时间的休养，新妈妈正式开始减肥瘦身，从简单的树式瑜伽做起，可以在运动初期增强新妈妈腿部、背部的肌肉，使身体的肌肉得到伸展，让身体更加柔韧，同时也便于循序渐进地进行后期的运动。

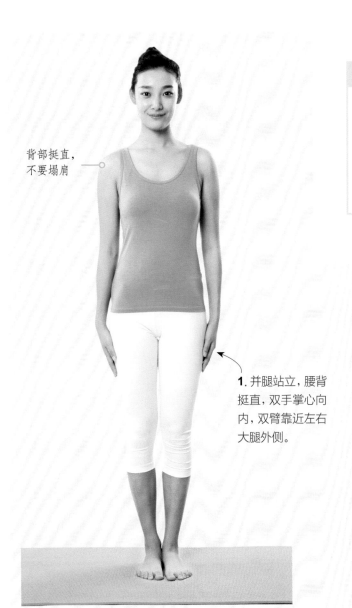

背部挺直，不要塌肩

1. 并腿站立，腰背挺直，双手掌心向内，双臂靠近左右大腿外侧。

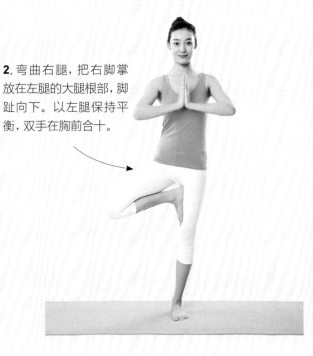

2. 弯曲右腿，把右脚掌放在左腿的大腿根部，脚趾向下。以左腿保持平衡，双手在胸前合十。

3. 吸气，双臂高举过头，手臂尽量夹住耳朵。呼气时肩膀放松。保持这个姿势 20~30 秒，期间自然呼吸。

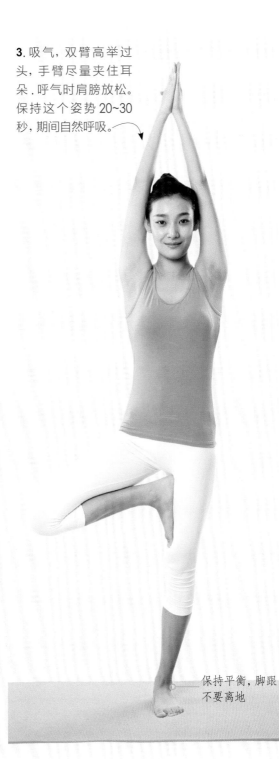

保持平衡，脚跟不要离地

运动注意事项

脚掌不能放在膝盖上

将脚掌放在另一大腿内侧时，不一定非要放在大腿根部，新妈妈可以根据自己的实际情况，将脚掌放在任意部位，但是要注意膝盖除外。此外，如果新妈妈掌握不好平衡，或者有头晕症状者，可以扶着椅子做。新妈妈每天做 3~5 组即可，等身体完全恢复好后，最多可做 10 组。

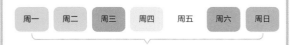

| 周一 | 周二 | 周三 | 周四 | 周五 | 周六 | 周日 |

周一至周日，每天做 3~5 组。

新妈妈刚开始做时，可以做 3~5 组，然后随着身体的恢复逐渐增加到 10 组即可。

4. 将合十的双手收回胸前并分开，伸直右腿，恢复基本站立姿势。再把左脚掌放在右腿大腿根部，重复以上动作。

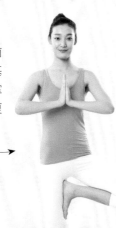

空中蹬自行车，锻炼双腿

空中蹬自行车可以强化大腿肌肉，加强血液循环，减轻静脉曲张所引起的胀痛感，令双腿修长而匀称。同时对腹部器官和两膝都有温和的强壮作用。

提前看过来	
练习时长	不超过 30 分钟
练习场合	家中
辅助工具	床或瑜伽垫
练习强度	初级

灵活关节，缓解静脉曲张

空中蹬自行车运动

产后新妈妈虽然会自行排出恶露，但是有时恶露会排不干净使子宫有淤血。此时新妈妈可以进行空中蹬自行车运动，能有效去除子宫内的淤血，而且对于子宫移位的新妈妈也大有裨益。此外，蹬自行车运动对于提高髋部和膝关节的灵活性也有一定的作用。

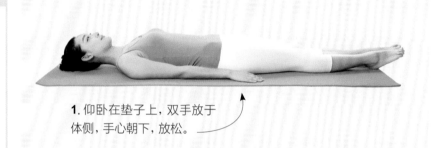

1. 仰卧在垫子上，双手放于体侧，手心朝下，放松。

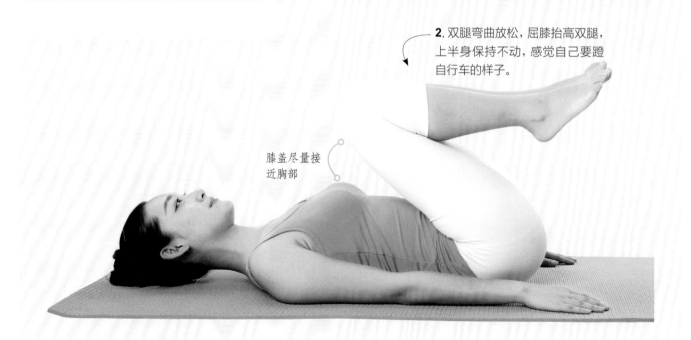

2. 双腿弯曲放松，屈膝抬高双腿，上半身保持不动，感觉自己要蹬自行车的样子。

膝盖尽量接近胸部

运动注意事项

蹬自行车时速度要适中

　　顺方向、反方向各蹬 10 次为 1 圈，连续做 3 圈即可。新妈妈在蹬自行车的过程中速度不要太快，保持中速即可。蹬完 1 圈后，新妈妈可以以平躺的姿势休息，直到身体彻底放松，呼吸恢复正常再蹬下一圈。如果在运动过程中有任何不适，可以停下休息一会儿，不适缓解以后，再进行。

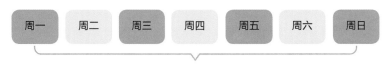

周一至周日，做三四次即可。

新妈妈刚开始做时，第二天大腿可能会酸痛，因此，新妈妈可以隔天做 1 次，1 周做三四次就可以了。

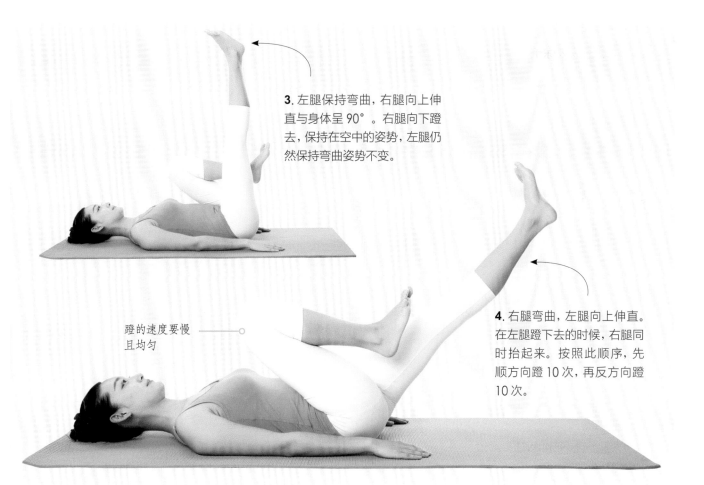

3. 左腿保持弯曲，右腿向上伸直与身体呈 90°。右腿向下蹬去，保持在空中的姿势，左腿仍然保持弯曲姿势不变。

蹬的速度要慢且均匀

4. 右腿弯曲，左腿向上伸直。在左腿蹬下去的时候，右腿同时抬起来。按照此顺序，先顺方向蹬 10 次，再反方向蹬 10 次。

英雄座扭转，美化肩背部线条

此动作非常适合小腿肿胀、膝关节易疼痛的新妈妈做，有保护膝盖的作用，扭转腰部，双臂上拉的动作能拉伸腰背部，美化新妈妈的腰部、肩背部线条。

提前看过来	
练习时长	不超过 10 分钟
练习场合	家中
辅助工具	瑜伽垫
练习强度	初级

拉伸腰部，美化肩背部线条

英雄座扭转

由于分娩期间松弛素的分泌，骨盆底肌、腰部肌肉松弛，大多数新妈妈在产后会出现腰痛的现象，此时新妈妈可以及时咨询医生，及早在医生指导下进行舒缓的腰部运动。而英雄座扭转，可以帮助新妈妈拉伸腰背部，扭转的同时缓解腰部的不适，因此非常适合产后腰痛的新妈妈。

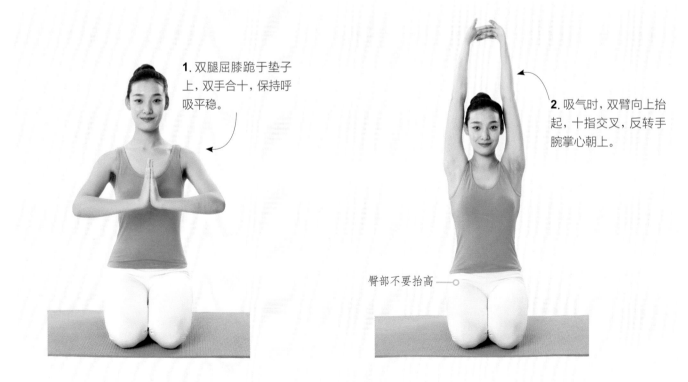

1. 双腿屈膝跪于垫子上，双手合十，保持呼吸平稳。

2. 吸气时，双臂向上抬起，十指交叉，反转手腕掌心朝上。

臀部不要抬高

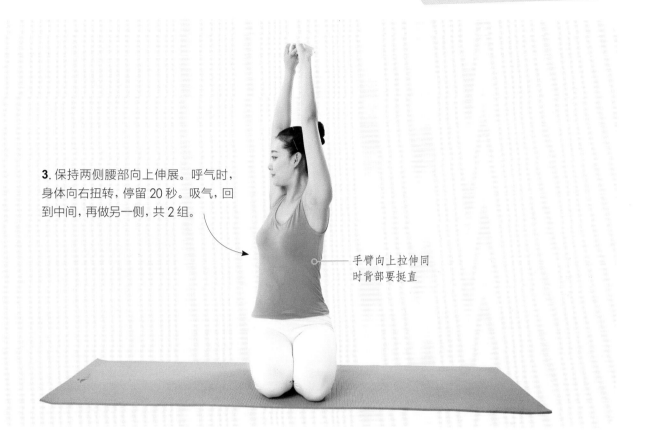

3. 保持两侧腰部向上伸展。呼气时，身体向右扭转，停留 20 秒。吸气，回到中间，再做另一侧，共 2 组。

手臂向上拉伸同时背部要挺直

运动注意事项

注意肩关节别过分拉伸

　　整个运动中，要保持背部挺直，效果才能达到最好。但是新妈妈要注意肩关节别过分拉伸，以免造成疼痛。扭转时动作要缓慢，每次扭转保持 20 秒以加强效果。运动进行 5 分钟就可以了，最多不超过 10 分钟。在生活中，新妈妈要注意站立、坐卧姿势，坚持"能站就别坐，能坐就别躺"的原则。

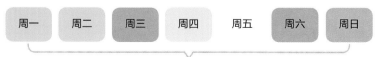

| 周一 | 周二 | 周三 | 周四 | 周五 | 周六 | 周日 |

周一至周日，每天做4次。

每天早晚各做 2 次，每次 5~10 分钟。职场新妈妈也可以在工作间隙站着扭转腰。

侧角伸展式，拉伸身体肌肉

　　这套动作能最大限度地拉伸身体肌肉，不仅能瘦小腿，还能拉伸双臂、肩部和腰背部的肌肉。如果做不到标准姿势也没关系，多练习几次，一样能达到拉伸的效果。

提前看过来	
练习时长	不超过 15 分钟
练习场合	家中或户外
辅助工具	瑜伽垫和瑜伽砖
练习强度	初级

缓解疲劳，放松身心

侧角伸展式

　　出了月子，很多新妈妈都开始自己照顾宝宝，一天下来，难免觉得很疲累。不妨做一些简单的伸展动作，既能放松因疲劳而僵硬的肌肉，又可以放松带宝宝的压力，最重要的是，还能提高身体的新陈代谢，使新妈妈的身体线条更加流畅。

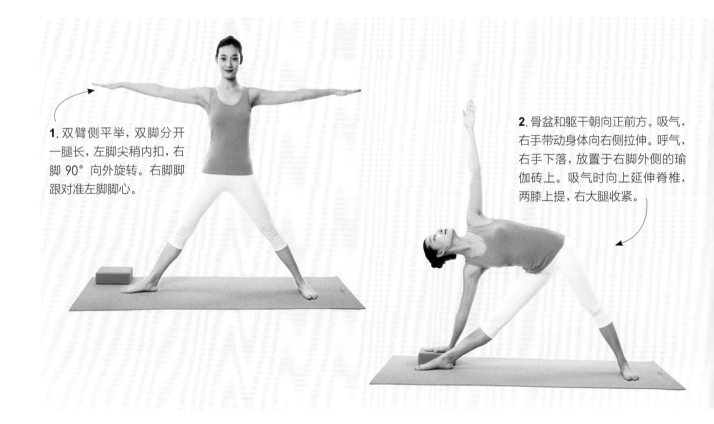

1. 双臂侧平举，双脚分开一腿长，左脚尖稍内扣，右脚 90° 向外旋转。右脚脚跟对准左脚脚心。

2. 骨盆和躯干朝向正前方。吸气，右手带动身体向右侧拉伸。呼气，右手下落，放置于右脚外侧的瑜伽砖上。吸气时向上延伸脊椎，两膝上提，右大腿收紧。

运动注意事项

伸展时注意动作要舒展

　　伸展瑜伽的动作要领就是幅度要大，背部、四肢都要伸直，并配合呼吸运动。整体动作以不超过 15 分钟为宜。如果身体允许，可以稍事休息一会儿再继续做一遍。运动中途感到不舒服要立即停止。如果新妈妈觉得动作不容易达到标准，可以幅度小一些，时间短一些，循序渐进。

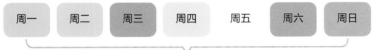

| 周一 | 周二 | 周三 | 周四 | 周五 | 周六 | 周日 |

周一至周日，每天做1次。

1 周可做 7 次。身体柔韧度好的新妈妈可以每天晨起和晚上各做 1 次。

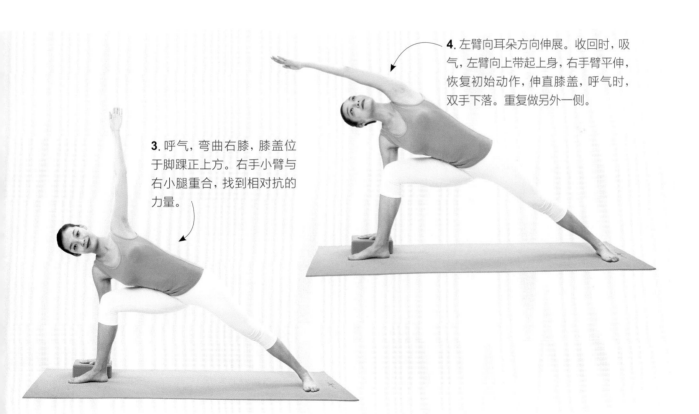

4. 左臂向耳朵方向伸展。收回时，吸气，左臂向上带起上身，右手臂平伸，恢复初始动作，伸直膝盖，呼气时，双手下落。重复做另外一侧。

3. 呼气，弯曲右膝，膝盖位于脚踝正上方。右手小臂与右小腿重合，找到相对抗的力量。

脊椎式扭转，告别虎背熊腰

　　这套脊椎扭转运动能够增强脊椎的灵活性，预防背痛；加强胃肠蠕动，有助于排出体内毒素、油脂，收细腰围，非常适合新妈妈瘦腰、拉伸背部，让新妈妈告别虎背熊腰，拥有挺拔的背部和小蛮腰。此外，这套动作还可以促进子宫收缩，帮助子宫复原。

提前看过来	
练习时长	10~15 分钟
练习场合	家中
辅助工具	床或瑜伽垫
练习强度	初级

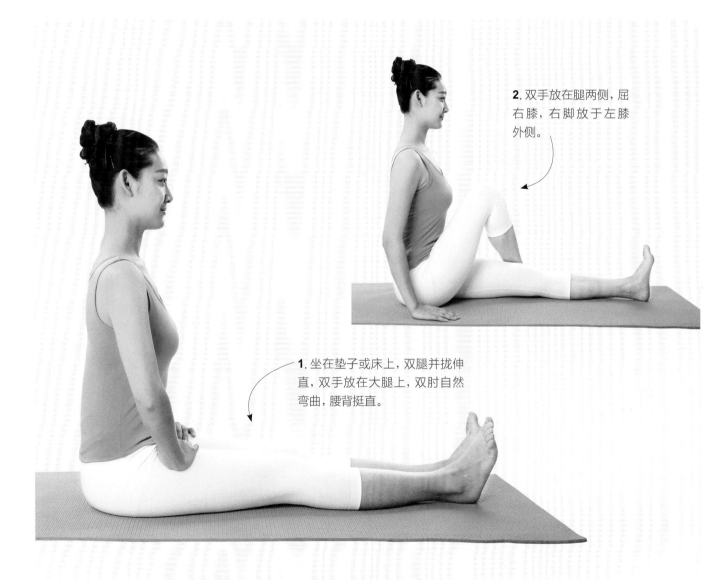

2. 双手放在腿两侧，屈右膝，右脚放于左膝外侧。

1. 坐在垫子或床上，双腿并拢伸直，双手放在大腿上，双肘自然弯曲，腰背挺直。

放松肩背，收细腰围
腰部扭转运动

　　经过十个月的怀孕，新妈妈腹部与盆腔的肌肉会过度拉伸，分娩后肌肉会松弛，缺乏弹性。而在产后很多新妈妈都会出现腰酸背痛的现象。腰部扭转运动，在运动的过程中能增强脊椎的灵活性，伸展肩背，帮助新妈妈收细腰围，防止腰酸背痛。

运动注意事项
扭转时不要用力过度

　　练习这套动作时，新妈妈要根据自己的身体状况进行调节，在扭转时要慢慢转体，不要快速扭转，更不可用力过度。新妈妈可在产后 6 周进行此运动，左右两侧为一组，开始可以做 5 组，慢慢增加，不超过 10 组，空腹或饭后三四个小时做最好。但是对于剖宫产新妈妈不建议练习此动作。

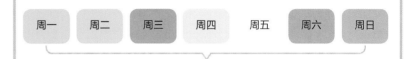

| 周一 | 周二 | 周三 | 周四 | 周五 | 周六 | 周日 |

周一至周日，每天做 1 次。

1 周可做 7 次。身体柔韧度好的新妈妈可以每天晨起和晚上各做 1 次。

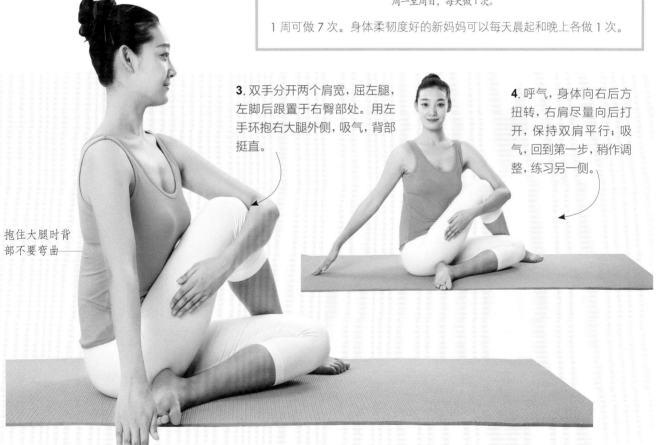

抱住大腿时背部不要弯曲——

3. 双手分开两个肩宽，屈左腿，左脚后跟置于右臀部处。用左手环抱右大腿外侧，吸气，背部挺直。

4. 呼气，身体向右后方扭转，右肩尽量向后打开，保持双肩平行；吸气，回到第一步，稍作调整，练习另一侧。

鳄鱼扭转，消除全身多余赘肉

新妈妈做做鳄鱼扭转，可以使全身的肌肉放松，能有效地活动骨盆，促进骨盆恢复。还可消除腰腹部多余的脂肪，保持腹部器官健康，有助于缓解下背部和臀部区域的不适和疼痛。

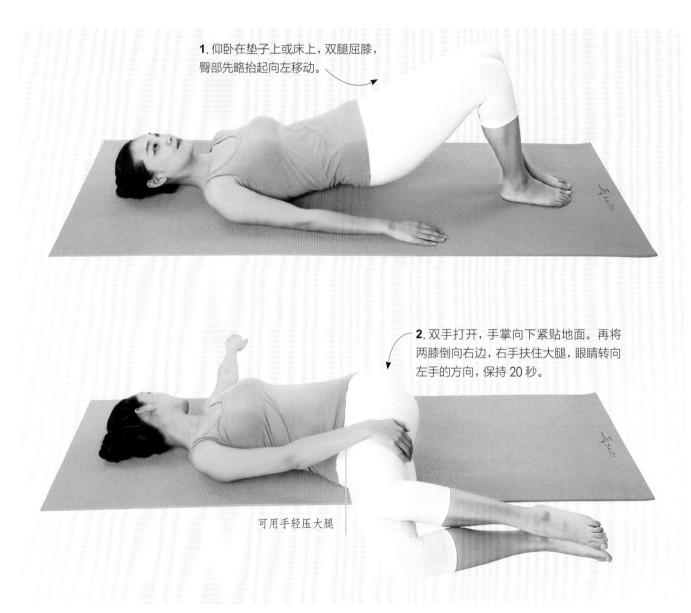

1. 仰卧在垫子上或床上，双腿屈膝，臀部先略抬起向左移动。

2. 双手打开，手掌向下紧贴地面。再将两膝倒向右边，右手扶住大腿，眼睛转向左手的方向，保持 20 秒。

可用手轻压大腿

活动骨盆，消除赘肉
鳄鱼扭转

一般来说，在产后一到两个月，新妈妈的身体就会恢复正常。但是骨盆的状态并不会自动恢复到产前的状态，因此需要进行适当的运动，使骨盆收紧，促进恢复。鳄鱼扭转可以很好地活动骨盆，还可以消除腰腹部多余的脂肪。每天只要运动 10 分钟，就可以帮助新妈妈活动全身。

运动注意事项
扭转时不要直接扭转

注意在向左右扭转时，不能直接扭转，要将双腿回到中间，先将臀部移动，然后再移动两膝。另外，如果两膝不能靠拢，在运动过程中，可用手扶住两膝并轻压。

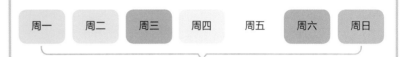

| 周一 | 周二 | 周三 | 周四 | 周五 | 周六 | 周日 |

周一至周日，每天做 1 次。

1 周可做 7 次，每天 10 分钟即可。

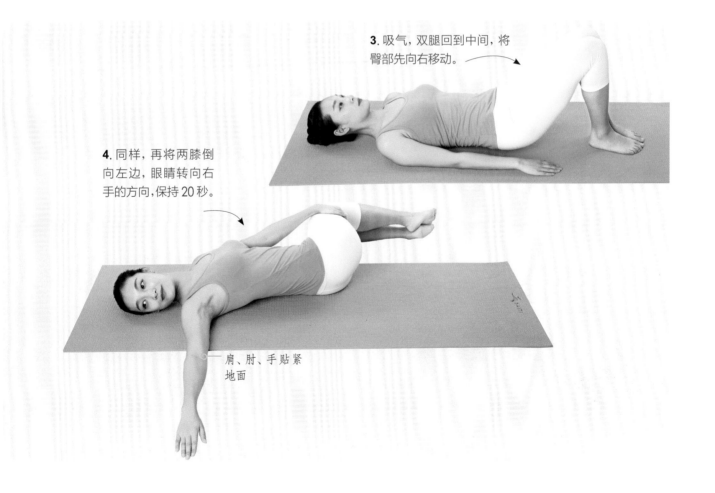

3. 吸气，双腿回到中间，将臀部先向右移动。

4. 同样，再将两膝倒向左边，眼睛转向右手的方向，保持 20 秒。

肩、肘、手贴紧地面

仰卧夹球，美臀翘起来

在瘦身中，新妈妈可以找个瑜伽球来帮忙，利用柔软的瑜伽球来收缩骨盆，以达到塑造臀部线条的目的。常做此运动可以加强新妈妈腰背部及大腿后侧的力量，紧实臀部肌肉，更有效地提升臀部，让新妈妈的美臀翘起来。

提前看过来	
练习时长	不超过 20 分钟
练习场合	家中
辅助工具	瑜伽垫和瑜伽球
练习强度	中级

每天 10 分钟，练就翘臀辣妈

这套动作有助于腹横肌与盆底肌的恢复，而且对怀孕期间长肉的大腿根部和臀部有锻炼作用，能打造完美的曲线。此动作舒缓，新妈妈月子里也可以做；但不要在软床上做，最好在硬地板上做，配合呼吸运动，效果更佳。运动过程中，新妈妈要量力而行。

收缩骨盆，提臀美臀

仰卧夹球

在瘦身中，骨盆和脊椎是最重要的两个部位，但也是不好锻炼的部位，只有活动好这两个部位，才能让新妈妈恢复好，并且轻松瘦身。仰卧夹球正好可以锻炼这两个部位，使骨盆收缩，帮助子宫和骨盆复原，紧臀、提臀。

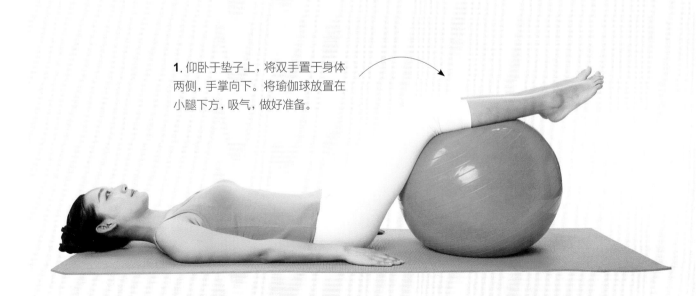

1. 仰卧于垫子上，将双手置于身体两侧，手掌向下。将瑜伽球放置在小腿下方，吸气，做好准备。

运动注意事项

运动时穿紧身的运动服装

做此运动时最好穿紧身的运动服装，因为在运动过程中宽松的衣服可能被瑜伽球压住。此外，在运动前一定要做好充分的准备活动。在运动过程中，还要注意正常的呼吸，要获得好的练习效果，呼吸很重要。

周一	周二	周三	周四	周五	周六	周日

周一至周日，2 天做 1 次。

2 天做 1 次，1 周可做 3 次。每次不超过 20 分钟即可。

2. 呼气，缓慢将臀部向上抬起，双腿有力地向下压球，吸气，保持 5 秒。呼气，将臀部缓慢放下，放松。

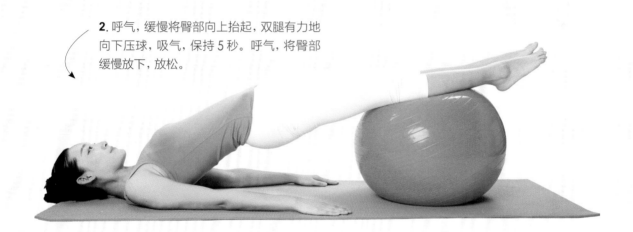

3. 双手放在脑后，用双腿膝盖夹紧瑜伽球，同时收缩肛门，反复进行 10 次。然后将上半身抬起，保持 5 秒。

抬起上半身，收紧腹部肌肉

轻柔椅子操，缓解腿部水肿

除了瑜伽球，新妈妈还可以借助椅子来运动，让新妈妈坐着也能瘦身。而且椅子操动作轻柔，不分时间，随时可以运动。运动时，让腿部得到充分的锻炼，大大改善了下肢血液循环，帮助新妈妈消除腿部水肿。

提前看过来	
练习时长	10~15 分钟
练习场合	家中或办公室
辅助工具	椅子
练习强度	初级

缓解水肿，紧实肌肉

椅子操

腿部水肿从孕期就困扰着孕妈妈，而由于怀孕、分娩使新妈妈体内的水分滞留，再加上内分泌的变化使得一些新妈妈在产后腿部的水肿仍没有消失。因此，有腿部水肿的新妈妈不妨试试椅子操，帮助缓解腿部水肿的现象，紧实腿部的肌肉。

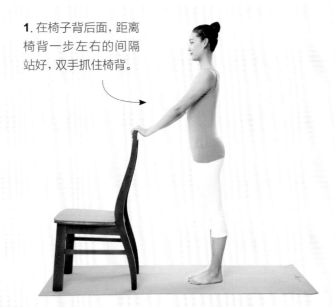

1. 在椅子背后面，距离椅背一步左右的间隔站好，双手抓住椅背。

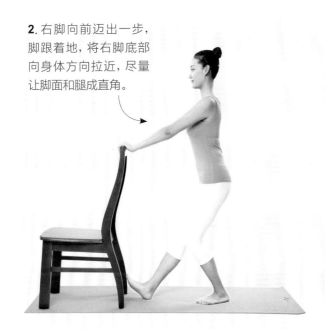

2. 右脚向前迈出一步，脚跟着地，将右脚底部向身体方向拉近，尽量让脚面和腿成直角。

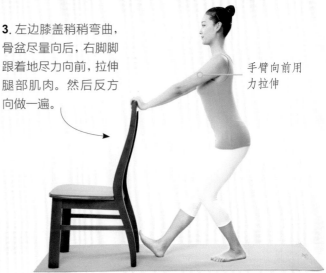

3. 左边膝盖稍稍弯曲，骨盆尽量向后，右脚脚跟着地尽力向前，拉伸腿部肌肉。然后反方向做一遍。

手臂向前用力拉伸

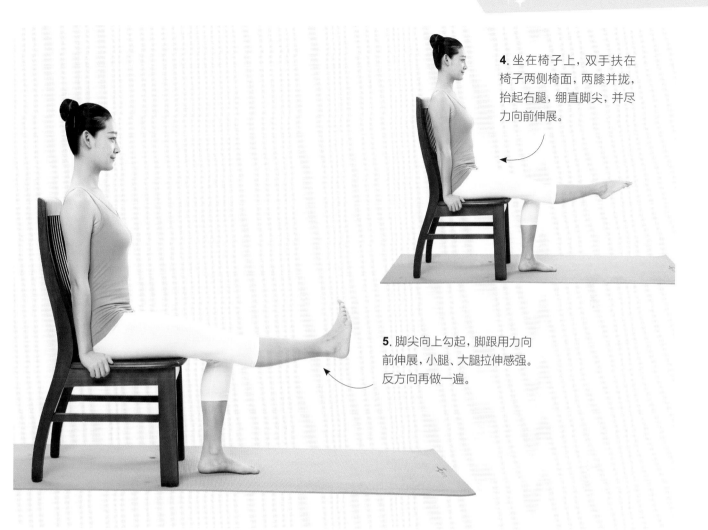

4. 坐在椅子上，双手扶在椅子两侧椅面，两膝并拢，抬起右腿，绷直脚尖，并尽力向前伸展。

5. 脚尖向上勾起，脚跟用力向前伸展，小腿、大腿拉伸感强。反方向再做一遍。

运动注意事项

动作要做到位

在做运动时，每个动作要做到位，动作的幅度根据自己身体的承受能力来做到最大化。每天做 10~15 分钟即可，可以分成两个时间段来做。上午 10:30，下午 15:30，在缓解疲劳的同时还能达到减肥瘦身的目的。

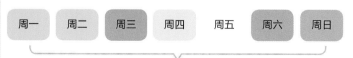

| 周一 | 周二 | 周三 | 周四 | 周五 | 周六 | 周日 |

每天做 1 次，1 周可做 7 次。每天可分为两个时间段来进行。

周一至周日，每天做1次。

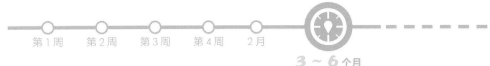

3~6个月
加强运动力度，瘦得快

3~6个月 适当加大运动力度

产后3个月，新妈妈的身体已经恢复得越来越好了。经过了2个月的舒缓运动，新妈妈的身体已经逐渐适应了运动的强度。但凡事都要持之以恒，从产后3个月开始，无论是哺乳妈妈，还是非哺乳妈妈，都可以适当地加大运动的力度，但是剧烈的运动仍旧不适合新妈妈，此时不妨多做些慢运动，通过拉伸、舒展身体，达到瘦身的目的。同时，运动的时间也可以稍微延长些。但力度和强度还是要循序渐进，一直到产后6个月。

制订专属的运动瘦身计划

明确减重目标

产后3个月，新妈妈可以加大运动力度了，到产后4个月，非哺乳妈妈就可以像孕前一样减肥了，而对于哺乳妈妈而言，产后4个月还是要坚持循序渐进的减肥原则，即适量减少食量和适度增加运动。

在制订瘦身计划前，新妈妈首先要明确自己的减重目标，如减肥持续多长时间，一共瘦多少千克，每月瘦多少千克等。但是对于哺乳妈妈和非哺乳妈妈而言，安全的减肥过程应该需要10~12个月，减重速度以每周减0.5~1千克为宜。但是哺乳妈妈要尽量保证，不要让体重下降过快，以免影响乳汁的质量，同时造成身体康复减缓。

制订运动目标

正式开始运动了，新妈妈也要制订一个适合自己的运动目标：每天抽出多少时间来运动；怎样进行运动；是否需要有针对性的运动等。在制订运动目标时，一定要选择适合自己的运动方式、运动量和强度。而选择的内容必须要遵循循序渐进的原则。

运动时要注意

运动最好空腹时进行

最好在用餐前的2个小时内运动，且尽可能选在一天中新陈代谢最活跃的时段进行。

运动要持续30分钟以上

运动最初消耗的是储存在血液或肌肉中的多糖。

脂肪开始被消耗约在10分钟以后。

要想持续燃烧脂肪最好连续运动30分钟以上。

运动不一定要筋疲力尽

长时间运动后会使体内乳酸（疲劳物质）增加，乳酸的增加会使肌肉疲劳，阻碍脂肪燃烧。

写下自己的体重管理任务书

产后新妈妈要想塑造完美身材，先要建立体重管理观念，对自己体重有一个科学的认识。那么到底自己的体重算不算肥胖呢？什么才是标准体重？目前最简单的依据就是体重计算指数，即BMI，也就是体重（千克）除以身高的平方（平方米）。BMI是与体内脂肪总量密切相关的指标，该指标考虑了体重和身高两个因素。

标准的BMI值为22，达到标准的新妈妈基本能远离心血管疾病、慢性疾病的威胁，如果新妈妈觉得BMI值为22的体重数在外观上仍稍显胖，可乘以0.9，作为减肥的目标体重。

BMI计算方式：

BMI=体重（千克）÷身高^2（米^2）

标准体重 = 22× 身高^2（米^2）

肥胖度（%）=（实际体重－标准体重）÷ 标准体重 ×100%

新妈妈需要注意的是，在制订自己的体重管理任务书时，一定要把目标具体化，比如一天的哪段时间做什么运动、做多长时间，一星期体重要达到哪种程度等，最好都写在任务表上，这样每天做完一项，划掉一项，这种形式会督促新妈妈按时完成体重计划的。

肥胖度判定标准

	肥胖度	BMI
瘦	< 1%	< 18.5
正常	< 10%	18.5~24.9
偏胖	10%~20%	24.9~29.9
肥胖	> 20%	> 29.9

科学减重，拥有完美曲线

体重减轻和减肥是两回事。如果想要完美的身材，就不能仅盯着体重指数，人体的体重是由大约30%的骨头、内脏、肌肉、脂肪以及70%的水分构成的，通常所说的减肥是指减掉身体内多余的脂肪，同样重的脂肪和肌肉，看起来脂肪可比肌肉多多了。所以减重的过程中，要保证自己减下来的是脂肪，而不是水分或者肌肉。

因此，减重时不要一味关注体重下降，不科学的减肥方式让我们减掉的只是蛋白质、水分和肌肉，体重确实下降了，但饮食一旦恢复，吸收的营养又会使体重反弹。减肥应以减脂肪为目的，只有脂肪下降才表示减肥成功。

新妈妈进行锻炼时，可以关注身体曲线，并结合带有测脂肪的体重秤来测量体重，确保自己每周减掉脂肪量小于体脂总量的1%，这是最健康的减肥方式。新妈妈可以尝试通过做产后恢复操，适当增加有氧运动的方式，来提升体内肌肉量。

新妈妈分娩后，身上的肌肤会有点松弛，适当增加一些肌肉量，肌肤会更紧致，有助于撑大的腹部恢复紧实状态，重现原本傲人的身姿。

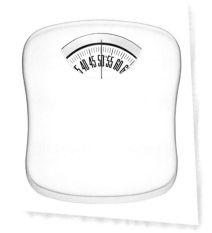

体重下降并不代表减肥成功了，减肥的目的实际是减脂肪。

虎式瑜伽，产后不要大骨盆

这是产后新妈妈极好的练习姿势，有助于使脊椎得到伸展和运动，强壮脊椎神经和坐骨神经，减少髋部和大腿区域的脂肪，防止产后子宫移位。在运动过程中使臀部肌肉得到充分的上提和拉伸，使臀部整体上翘，同时还能活动骨盆，让新妈妈告别大骨盆，拥有紧实的臀部和优美的臀部曲线。

提前看过来	
练习时长	5分钟
练习场合	家中
辅助工具	瑜伽垫
练习强度	中级

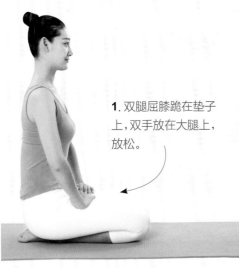

1. 双腿屈膝跪在垫子上，双手放在大腿上，放松。

伸展背部及骨盆，塑造臀部曲线

虎式伸展瑜伽

分娩容易使新妈妈的骨盆变形，子宫移位，而产后骨盆和子宫的恢复需要很长一段时间。因此，新妈妈要多做一些促进骨盆和子宫恢复的运动。虎式瑜伽非常适合产后新妈妈练习，不仅能够防止产后子宫移位，还能锻炼新妈妈的骨盆，促进骨盆的恢复，同时还可以塑造臀部曲线，让新妈妈轻松拥有小翘臀。

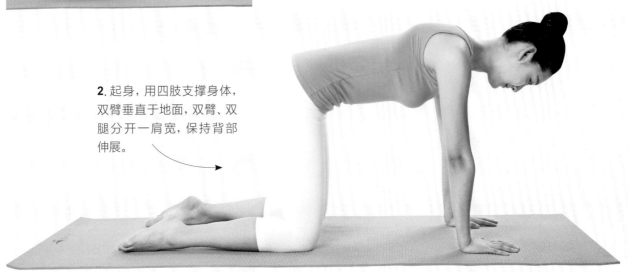

2. 起身，用四肢支撑身体，双臂垂直于地面，双臂、双腿分开一肩宽，保持背部伸展。

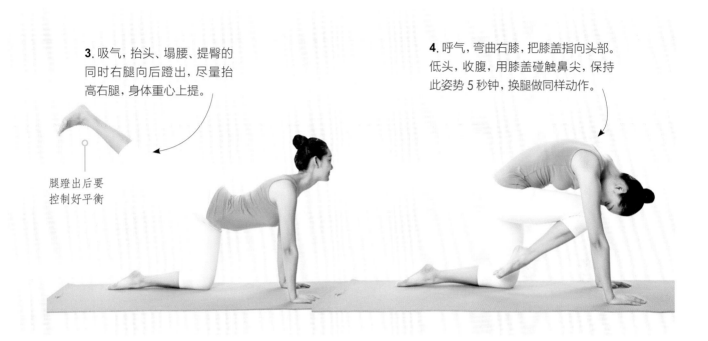

3.吸气,抬头、塌腰、提臀的同时右腿向后蹬出,尽量抬高右腿,身体重心上提。

腿蹬出后要控制好平衡

4.呼气,弯曲右膝,把膝盖指向头部。低头,收腹,用膝盖碰触鼻尖,保持此姿势5秒钟,换腿做同样动作。

运动注意事项

要把注意力集中在臀部

在练习的过程中,保持双肩的放松,不要耸肩,不要向外翻转髋部,保持髋部与地面平行,并将注意力集中在臀部,充分体会臀部肌肉收紧的感觉。在运动时还要配合呼吸,呼气时,尽量抬高背部,想象有一根绳子从肚脐穿过背部一直向上拉伸。此动作,每侧腿重复5次,一侧1分钟,两侧腿均做完为1组。

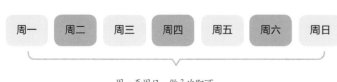

周一至周日,做3次即可。

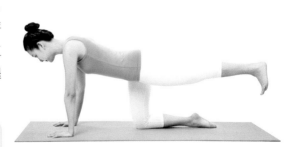

每周做3次,每天可以在早上做1次,每次做1组,激活体力。

三角转动式，全身都能瘦

这套动作能最大限度地拉伸腿部肌肉，有效消除腿部的水肿和赘肉，修长腿部线条。在转动时能充分调动腰部肌肉，塑造新妈妈的小蛮腰。不仅如此，还能拉伸手臂肌肉，活动肩背，美化收紧肩背线条。不要小看这套动作，在运动时可以让全身都瘦。

提前看过来	
练习时长	不超过 10 分钟
练习场合	家中
辅助工具	瑜伽垫
练习强度	中级

拉伸肌肉，轻松瘦全身

三角转动式

产后新妈妈由于带孩子，难免腰背痛。而经常盘腿坐给宝宝喂奶，腿也会又麻又酸。新妈妈不妨做做三角转动式，既能活动全身，拉伸肌肉，使身体放松，还能瘦腰、瘦腿、瘦全身。最主要的是，在转动的过程中有助于骨盆复原，矫正骨盆歪斜，防止骨盆变形。

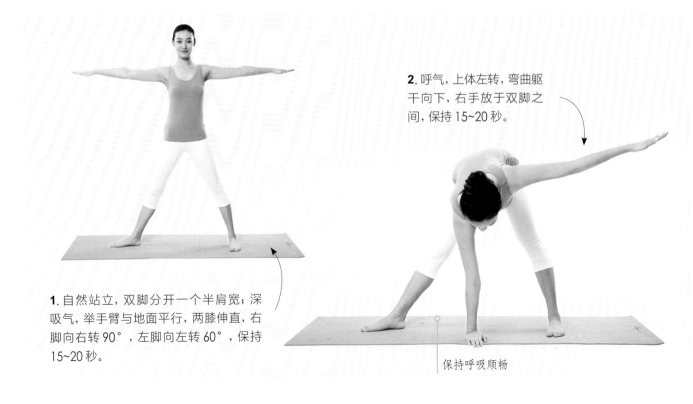

2. 呼气，上体左转，弯曲躯干向下，右手放于双脚之间，保持 15~20 秒。

1. 自然站立，双脚分开一个半肩宽；深吸气，举手臂与地面平行，两膝伸直，右脚向右转 90°，左脚向左转 60°，保持 15~20 秒。

保持呼吸顺畅

运动注意事项

动作幅度可逐渐加大

　　新妈妈在刚开始做时可能感觉有些困难，不要太勉强，能做到什么程度就做到什么程度，适应身体，坚持练习，动作就会越来越标准，效果也会越来越好。但整体的运动时间以不超过 10 分钟为宜。左右都做完为 1 组，做完 1 组后，如果身体允许，可以稍微休息一会儿再继续做。做完后可轻拍双臂、双腿，帮助肌肉放松。

周一	周二	周三	周四	周五	周六	周日

周一至周日，每天做1次。

每天做 1 次，每次做 1 组，1 周可做 7 次。身体柔韧度好的新妈妈可以早上和晚上各做 1 次。

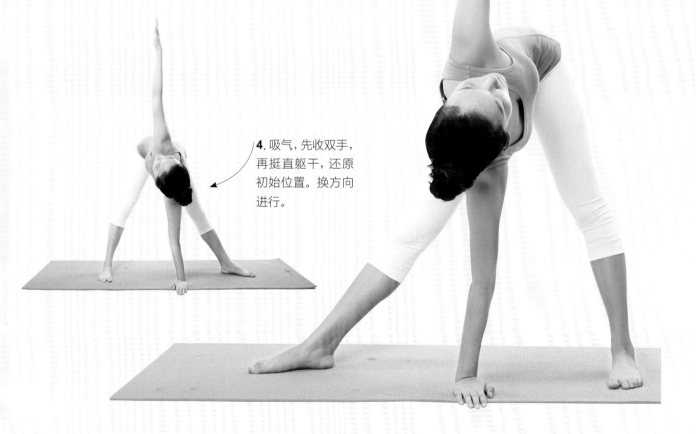

3. 左手臂向上伸直，与右手臂呈一竖线，双眼看左手指尖，保持 15~20 秒。

4. 吸气，先收双手，再挺直躯干，还原初始位置。换方向进行。

双角扭转，强健骨盆和髋关节

双角扭转是前屈与扭转的组合，可以强健双脚、膝盖、腿部和髋关节的韧带和肌肉群，改善呼吸和背部疼痛，对产后新妈妈容易出现的便秘、消化功能减弱也有很好的调节作用。

提前看过来	
练习时长	10 分钟
练习场合	家中
辅助工具	瑜伽垫
练习强度	中高级

促骨盆恢复，调节便秘

双角扭转

肩背部一般是很难活动到的部位，但大多数新妈妈都会被肩背部疼痛所困扰。因此，新妈妈可以尝试做做双角扭转，释放背部和肩膀的紧张感，让肩背部得到放松。不仅如此，在运动的过程中，可以刺激肠胃，加快肠胃蠕动，改善消化功能，从而解决新妈妈产后便秘的难题。

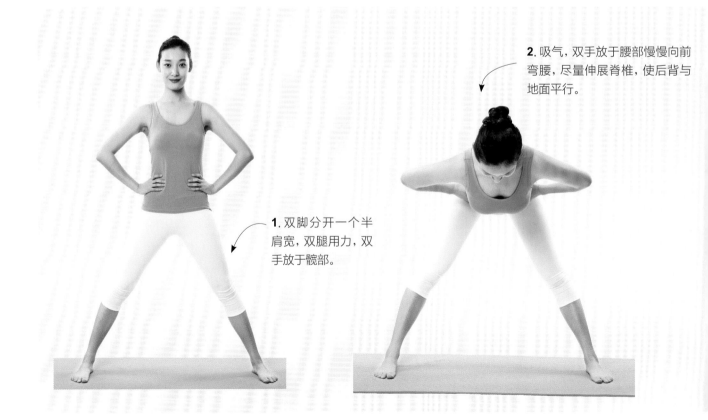

2. 吸气，双手放于腰部慢慢向前弯腰，尽量伸展脊椎，使后背与地面平行。

1. 双脚分开一个半肩宽，双腿用力，双手放于髋部。

运动注意事项

运动前要热身

这套动作属于中高级强度的动作，在做这套动作前，新妈妈要做好准备活动，可以活动活动手腕、脚腕，压压腿，使腿部的筋骨得到伸展。另外，新妈妈一定要量力而行，根据自己的身体情况，慢慢往下压，以达到标准。如果新妈妈在运动的过程中有任何不舒服要马上停止。

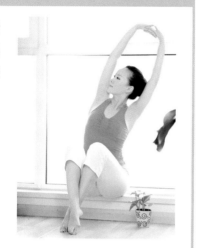

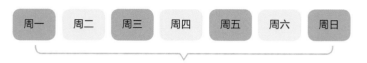

| 周一 | 周二 | 周三 | 周四 | 周五 | 周六 | 周日 |

周一至周日，隔天做 1 次。

隔天做 1 次，1 周可做 4 次，每次 10 分钟即可。可以在运动的过程中配合稍有节奏感的音乐，效果更佳。

3. 头尽量向前顶，尾骨尽力向后，双手置于肩膀下方，向下推地面。吸气，使身体尽量延展。

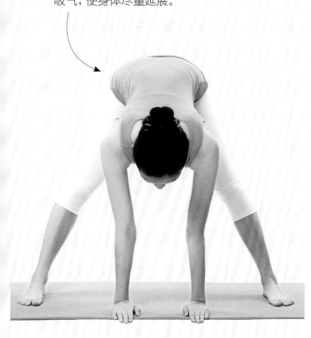

4. 呼气，身体向左腿方向靠近，右手握住左脚踝外侧找到向内拥抱的感觉，带动身体向小腿胫骨方向靠近，同时伸直左手臂向上，保持 5 组呼吸。吸气时回到步骤 2 的位置。呼气，换另外一侧。

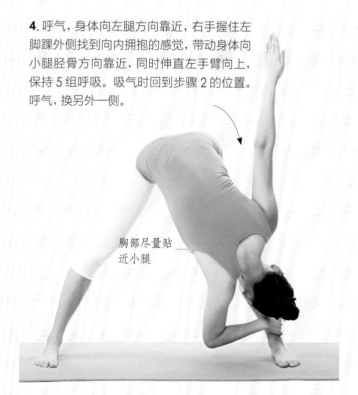

胸部尽量贴近小腿

轻哑铃三动作，美化身体线条

提前看过来	
练习时长	20~30 分钟
练习场合	家中或办公室
辅助工具	哑铃
练习强度	中级

此时新妈妈出了月子，身体基本恢复，可以试着做一些轻负重的锻炼，比如哑铃锻炼。下面这套简单的动作练习，可以运动到新妈妈身体的大部分肌肉，在锻炼的过程中，可以很大程度地拉伸韧带，使身体感觉轻盈，塑造完美的曲线。

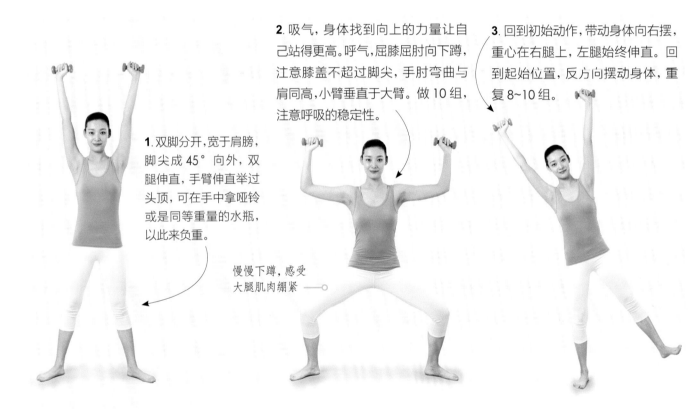

1. 双脚分开，宽于肩膀，脚尖成 45°向外，双腿伸直，手臂伸直举过头顶，可在手中拿哑铃或是同等重量的水瓶，以此来负重。

慢慢下蹲，感受大腿肌肉绷紧

2. 吸气，身体找到向上的力量让自己站得更高。呼气，屈膝屈肘向下蹲，注意膝盖不起过脚尖，手肘弯曲与肩同高，小臂垂直于大臂。做 10 组，注意呼吸的稳定性。

3. 回到初始动作，带动身体向右摆，重心在右腿上，左腿始终伸直。回到起始位置，反方向摆动身体，重复 8~10 组。

激活肌肉，美化线条

简单哑铃操

产后，新妈妈的皮肤容易失去弹性，变得松弛。做做简单的哑铃三动作，不仅可以帮助新妈妈把松弛的肉变得紧实，激活肌肉。还能有效地活动到全身，消除手臂赘肉，拉伸肩背，增强腿部力量，唤回盆底肌肉的活力，重塑新妈妈的身体曲线。

运动注意事项
要注意呼吸的调节

　　这套运动强度稍大，做两三组后会气喘，心率加快。因此，在锻炼时一定要注意调节呼吸，配合动作，规律的呼气和吸气。此外，有蹲起动作时，要缓慢蹲下、起身，不要猛起、猛蹲，以免眩晕。需要注意的是，因为是轻负重锻炼，所以难免运动后会出现肌肉酸痛，可以在做完每个动作后稍微拍打下手臂、腿部等，帮助放松，缓解酸痛。

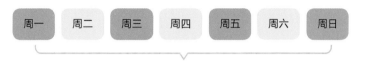

| 周一 | 周二 | 周三 | 周四 | 周五 | 周六 | 周日 |

周一至周日，隔天做1次。

隔天做 1 次，1 周可做三四次，可以将动作拆开，在不同的时间段做。在运动的过程中配合稍有节奏感的音乐，效果更佳。

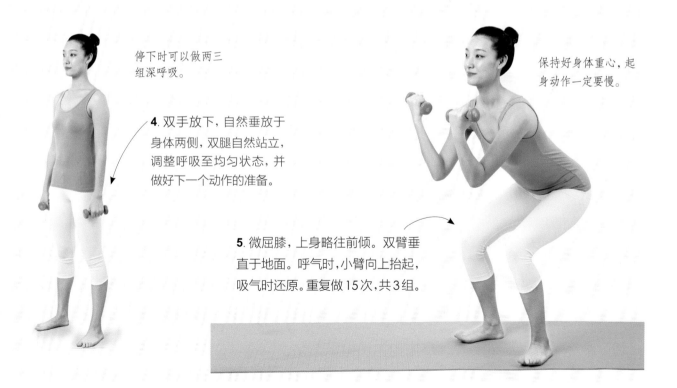

停下时可以做两三组深呼吸。

4. 双手放下，自然垂放于身体两侧，双腿自然站立，调整呼吸至均匀状态，并做好下一个动作的准备。

保持好身体重心，起身动作一定要慢。

5. 微屈膝，上身略往前倾。双臂垂直于地面。呼气时，小臂向上抬起，吸气时还原。重复做15次，共3组。

眼镜蛇式，翘臀又美背

眼镜蛇式可以促进血液循环，消除背部与颈项的僵硬和紧张，使脊柱神经和血管获得额外的血液供应。这组运动还能增强脊柱灵活性，美化背部、臀部线条，对产后背部的神经和肌肉的恢复很有益。同时，这组运动对新妈妈帮助很大，有助于帮助其产后恢复，使器官恢复正常状态。

提前看过来	
练习时长	15分钟
练习场合	家中
辅助工具	瑜伽垫
练习强度	中级

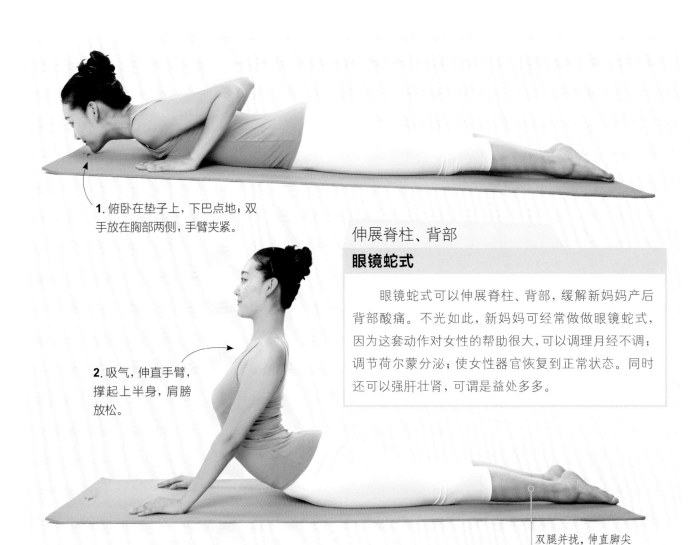

1. 俯卧在垫子上，下巴点地；双手放在胸部两侧，手臂夹紧。

2. 吸气，伸直手臂，撑起上半身，肩膀放松。

双腿并拢，伸直脚尖

伸展脊柱、背部
眼镜蛇式

眼镜蛇式可以伸展脊柱、背部，缓解新妈妈产后背部酸痛。不光如此，新妈妈可经常做做眼镜蛇式，因为这套动作对女性的帮助很大，可以调理月经不调；调节荷尔蒙分泌；使女性器官恢复到正常状态。同时还可以强肝壮肾，可谓是益处多多。

运动注意事项

根据自身调整运动难度

　　在初做眼镜蛇式时，新妈妈可以将双腿稍稍分开；在抬起时，手肘也可以稍弯曲，以减少对腰部的压力。在保持姿势时，要将双肩展开，使身体放松，同时将腹部尽量贴地，增加下背部伸展。身体下落时，先将腰部下落，然后依次胸部、颈部慢慢着地。做这套运动时，尽量在较硬的地板上做，运动 15 分钟即可。

双腿稍稍分开可减轻腰部压力。

| 周一 | 周二 | 周三 | 周四 | 周五 | 周六 | 周日 |

周一至周日，每天做1次。

1 周可做 7 次，每天做 1 次，每次 15 分钟即可。

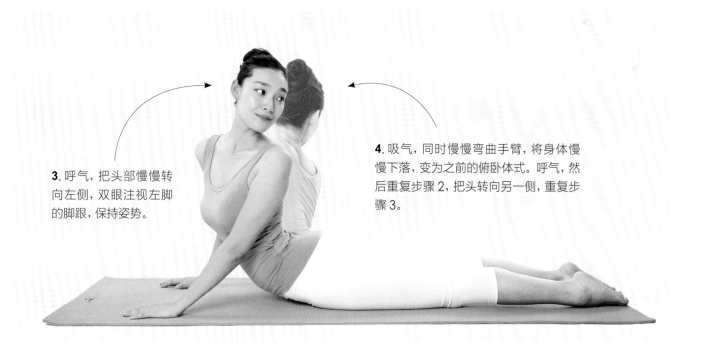

3. 呼气，把头部慢慢转向左侧，双眼注视左脚的脚跟，保持姿势。

4. 吸气，同时慢慢弯曲手臂，将身体慢慢下落，变为之前的俯卧体式。呼气，然后重复步骤 2，把头转向另一侧，重复步骤 3。

简单拜日式，调整身体各系统

拜日式是多个体位的组合，对身体的益处极多。这套动作作为一个整体，对调整身体各系统也大有裨益，对身体的消化系统、循环系统、呼吸系统、内分泌系统、神经系统等多个系统都能产生良好的影响，有助于各个系统互相达到和谐的状态。当然，这套动作还能消除全身多余的脂肪，塑造平滑的腰侧肌肉；训练肢体，使四肢更加均匀，对产后新妈妈的恢复是再好不过了。

提前看过来	
练习时长	30~40 分钟
练习场合	家中
辅助工具	瑜伽垫
练习强度	高级

舒筋活血，燃脂塑形

拜日式多体位

孕期和产后给新妈妈带来的"后遗症"都可以通过拜日式得到调节。通过一系列的伸展、扭转和挤压动作，不仅可以让新妈妈拥有匀称的肢体曲线，还可以舒活全身筋骨，加快气血循环，提高新陈代谢，更好地燃烧脂肪。这套动作还能改善骨质，让全身轻松、精神饱满。

1. 先做基本站立式，全身放松，双脚合拢，双手在胸前合十，正常呼吸。

髋部向前推出，手臂尽量向后伸展

2. 缓慢而深长地吸气，双臂高举过头，上身自腰部起向后方慢慢弯下。在这个过程中，腿和手臂都保持伸直的状态，上身向后弯可以帮助增加脊柱的灵活性，让身体和脊柱变得更加柔软。

3. 一边呼气，一边慢慢向前弯曲身体，用双掌接触地面，尽量不要弯曲两膝，以不费力为限，尽量使头部靠近两膝，保持这个姿势 5~10 秒。

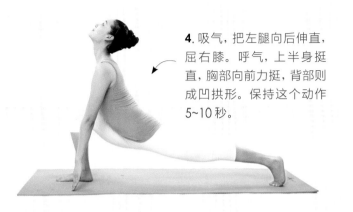

4. 吸气，把左腿向后伸直，屈右膝。呼气，上半身挺直，胸部向前力挺，背部则成凹拱形。保持这个动作5~10秒。

运动注意事项

保持自然呼吸

　　身体左右各 1 次是 1 组，至少练习 2 组。在运动时，身体不要过分倾斜，以免摔倒；且一定不要屏气，保持自然呼吸即可。有眩晕症、高血压的新妈妈不适合做此运动。

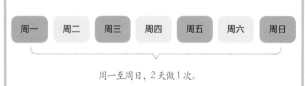

| 周一 | 周二 | 周三 | 周四 | 周五 | 周六 | 周日 |

周一至周日，2 天做 1 次。

2 天做 1 次，1 周可做 3 次。每天早上或白天做 1 次即可，每次至少做 2 组。

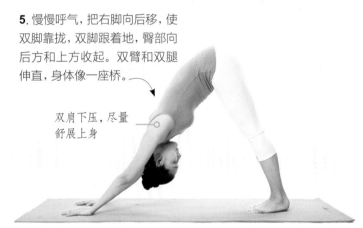

5. 慢慢呼气，把右脚向后移，使双脚靠拢，双脚跟着地，臀部向后方和上方收起。双臂和双腿伸直，身体像一座桥。

双肩下压，尽量舒展上身

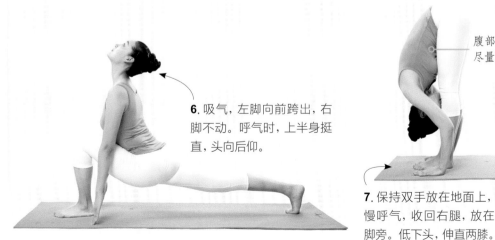

6. 吸气，左脚向前跨出，右脚不动。呼气时，上半身挺直，头向后仰。

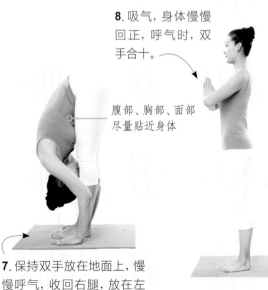

8. 吸气，身体慢慢回正，呼气时，双手合十。

腹部、胸部、面部尽量贴近身体

7. 保持双手放在地面上，慢慢呼气，收回右腿，放在左脚旁。低下头，伸直两膝。

Slow Training 五动作，提高基础代谢

    Slow Training 运动集由缓慢的动作持续让肌肉用力，每天只需要 10 分钟，就能持续燃烧热量，慢慢提高身体基础代谢。做此动作时，要有意识地感受被锻炼的肌肉扩张及发热的感觉，再配合有节奏的呼吸，可以有效锻炼肌肉，加速血液循环，让疲劳的新妈妈顿时轻快起来。

提前看过来	
练习时长	10 分钟
练习场合	家中
辅助工具	椅子
练习强度	中级

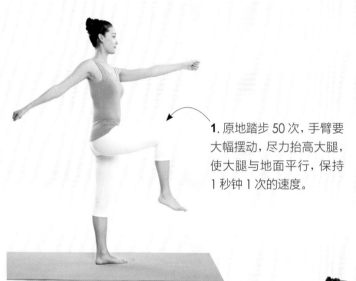

1. 原地踏步 50 次，手臂要大幅摆动，尽力抬高大腿，使大腿与地面平行，保持 1 秒钟 1 次的速度。

紧实肌肉，提高代谢
Slow Training 无氧运动

    Slow Training 是无氧运动，和有氧运动比起来，无氧运动燃烧脂肪不及有氧运动，但是无氧运动却能锻炼肌肉、消耗能量、提高基础代谢，久而久之会养成易瘦体质。产后新妈妈的腹部、腰部会"赘肉纵横"，此时进行 Slow Training 正好可以紧实肌肉，赶走恼人的赘肉。

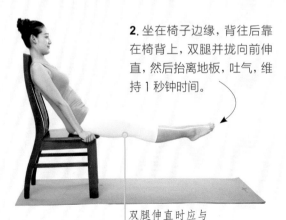

2. 坐在椅子边缘，背往后靠在椅背上，双腿并拢向前伸直，然后抬离地板，吐气，维持 1 秒钟时间。

双腿伸直时应与地面平行

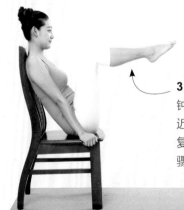

3. 双腿并拢抬起，花 3 秒钟的时间将膝盖向胸部靠近，维持该姿势 3 秒钟，恢复双腿伸直动作。重复步骤 2、3 动作 5~10 次。

运动注意事项

运动前要进行热身运动

　　此套运动强度不大，每次可练习 10 分钟。在做此套动作前，最好先拉伸腹部、背部、手臂、大腿等部位的肌肉，进行 5 分钟左右的热身运动。运动时，要注意保持自然呼吸的节奏，运动后可以先稍事休息，然后可以进行快走、慢跑等有氧运动，或者运动后 1 小时，进行整理房间的家务活动，能够快速燃烧脂肪。

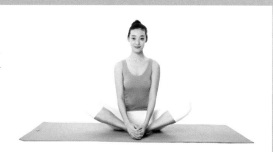

| 周一 | 周二 | 周三 | 周四 | 周五 | 周六 | 周日 |

周一至周日，2 天做 1 次。

2 天做 1 次，1 周 3 次，每次 10 分钟即可。

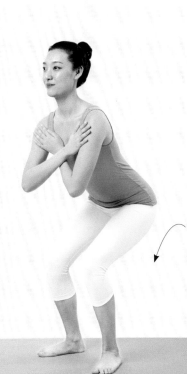

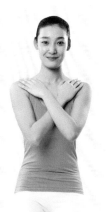

4. 双脚打开与肩同宽，双手交叉置于胸前，然后慢慢半蹲，注意腰部尽量往下沉，吐气，维持 1 秒钟时间。

5. 花 3 秒钟的时间慢慢站起来，但是注意最后膝盖不要打直，停留在微微弯曲的状态，腰背要挺直。重复步骤 4、5 动作 5~10 次。

简单减肥操，全身都要瘦

一套简单的减肥操，只有 4 个动作，活动全身，可以让腿部、腰腹、手臂、臀部通通都变瘦。降低做运动的速度，延长肌肉紧张的时间，还能收到令人惊奇的效果。新妈妈赶紧试试吧。

提前看过来	
练习时长	10~15 分钟
练习场合	家中
辅助工具	瑜伽垫
练习强度	中级

活动全身，燃烧脂肪

简单减肥操

除了瑜伽动作，减肥操也是减肥必不可少的运动。不同于其他的减肥操，下面这套简单的减肥操根据产后新妈妈的身体情况，不需要蹦蹦跳跳，只需要 4 个动作，一样可以活动全身，燃烧脂肪，让新妈妈全身"享瘦"。

简单动作，平坦小腹，灵活双腿

怀孕前就不喜欢做运动的新妈妈，比较适合这套减肥操，可促进下肢血液循环，促进身体的新陈代谢。产后新妈妈的腹部肌肉是非常薄弱的，经常做舒缓的锻炼腹部肌肉的动作，有助于新妈妈身体的快速恢复。这套动作看起来很简单，但是可以有效锻炼腹部肌肉和双腿的灵活性。

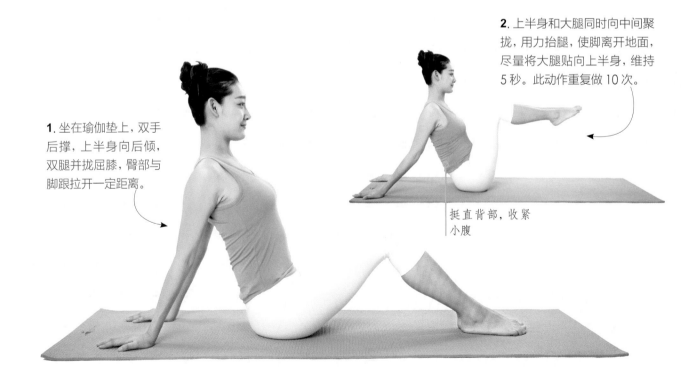

1. 坐在瑜伽垫上，双手后撑，上半身向后倾，双腿并拢屈膝，臀部与脚跟拉开一定距离。

2. 上半身和大腿同时向中间聚拢，用力抬腿，使脚离开地面，尽量将大腿贴向上半身，维持 5 秒。此动作重复做 10 次。

挺直背部，收紧小腹

运动注意事项

尽量在较硬的地板上运动

　　此运动不适合在较软的床上进行，最好在较硬的地板上做。运动时，心情要尽量放松；专注呼吸，保持有规律、较深沉的呼吸。在屈伸、弯曲和扭转时不要超过自己能力的限度，根据自身情况进行，不要勉强去做。做难度较高的动作时，可以放缓节奏；每个动作间可以休息片刻再继续。

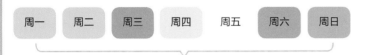

| 周一 | 周二 | 周三 | 周四 | 周五 | 周六 | 周日 |

周一至周日，每天做1次。

每天做 1 次，1 周可做 7 次，
每次 10~15 分钟即可。

3. 休息片刻，直立上身，双腿伸直，左腿弯曲跨过右膝，左手肘弯曲放在左膝上，将上半身转向左后方，眼睛注视后方，停留做 5 次腹式呼吸。

4. 双腿保持不动，上半身继续转向左后方，右手放在左腿大腿外侧（接近臀部），左手放在身后，眼睛注视后方，停留做 5 次腹式呼吸。上半身还原，换另一边再做，各练习 3 次。

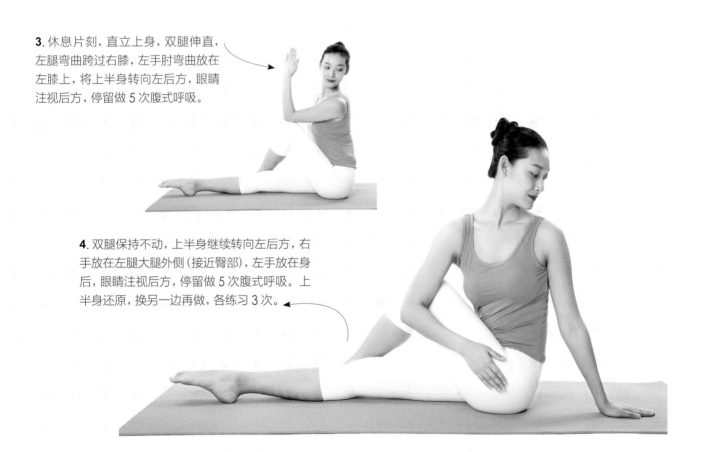

重点部位必须瘦

　　每个新妈妈都是独特的，体质、体形不同，分娩后肥胖的部位也不一样，这样就使新妈妈的身材不均衡，如拥有小蛮腰，大腿却相当粗壮，或者腿部很细，但是却有着水桶腰。下面就针对身体的重点部位，给有不同需求的新妈妈介绍几种高效必瘦的局部减肥法，让新妈妈想瘦哪里瘦哪里，重现曼妙曲线，让身姿更加美丽动人。

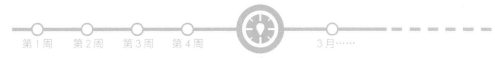

产后 2 个月
加强腹部运动，甩掉"大肚腩"

瘦肚子

分娩后，新妈妈的腹部可能是变化最大的部位，松弛的肌肉和长出来的脂肪让腹部看起来松松软软的，这成为很多新妈妈的苦恼，新妈妈都觉得腹部太难减了。减掉腹部的赘肉其实并不难，新妈妈平时多运动，保持科学的饮食和睡眠，坚持一段时间，肚子慢慢就会恢复平坦了。

新妈妈如何瘦肚子

保持充足的睡眠时间

睡眠不好对产后瘦肚子不但没有帮助，反而有害。睡眠不足容易引起体内毒素瘀积，影响母乳质量，对宝宝不利。此外，毒素的瘀积会影响脂肪的代谢，使减肥受阻。因此，产妇应保证充足的睡眠时间，优质睡眠也有助于保持良好情绪，有助于产后恢复。

按摩腹部

肚脐周围汇集了手三阴、足三阴6条阴经，遍布其周围的穴位密密麻麻。洗完澡后在肚脐周围做画圈按摩，或者上下轻轻揉动肚皮，都有助产后收腹。由于生完宝宝，按摩的力度要掌握好，不能太用力。

坚持按摩，不但减腹效果明显，对健康也大有好处。

散步

吃完晚饭后别只顾着坐，饭后散步不仅能快速复原，对瘦身也非常有帮助。正确的散步方法应当是挺胸抬头，迈大步，每分钟走60~80 米，每天步行半小时至 1 小时，强度因体质而异，一般以微微出汗为宜。只要坚持 3 周就可见到明显的瘦身效果。

用束腹带

剖宫产后用束腹带，除了能有效防止内脏下垂，促进产后恢复外，还能起到很好的瘦肚子效果。但如果是剖宫产，必须等剖宫手术伤口痊愈以后才能使用腹带，在使用过程中适当运动，并且配合合理饮食，瘦腹效果更佳。

合理饮食轻松瘦肚子

晚上新妈妈的活动量小，如果晚餐吃得过于丰富会使体内脂肪囤积，久而久之不但肚子没有瘦，还会使"大肚腩"越来越大。因此，新妈妈的晚餐应将主食和肉分开吃。晚餐将含淀粉的主食和含蛋白质的肉类分开食用，中间间隔30分钟更利于两种营养的吸收。另外，新妈妈在饮食上不能只吃高脂肪、高蛋白的食物，如肉类、滋补食物等，以免造成营养过剩。可以多吃些新鲜的水果、蔬菜。西红柿是不错的选择，其中的膳食纤维可以吸附肠道内的多余脂肪，将油脂排出体外。每天饭前 1 个西红柿，帮助新妈妈"阻止"脂肪被肠道吸收，告别"大肚腩"。

做做简易瘦腹操

　　这套居家简易瘦腹操，通过轮流活动双脚，在改善骨盆前后移位状况的同时，有效刺激腹直肌，收紧小腹，使小腹变得平坦、结实、性感。这套动作非常舒缓，月子期间就可以做。每天起床后做一做这套动作，不仅能帮新妈妈瘦小腹，还能令新妈妈精神一整天。

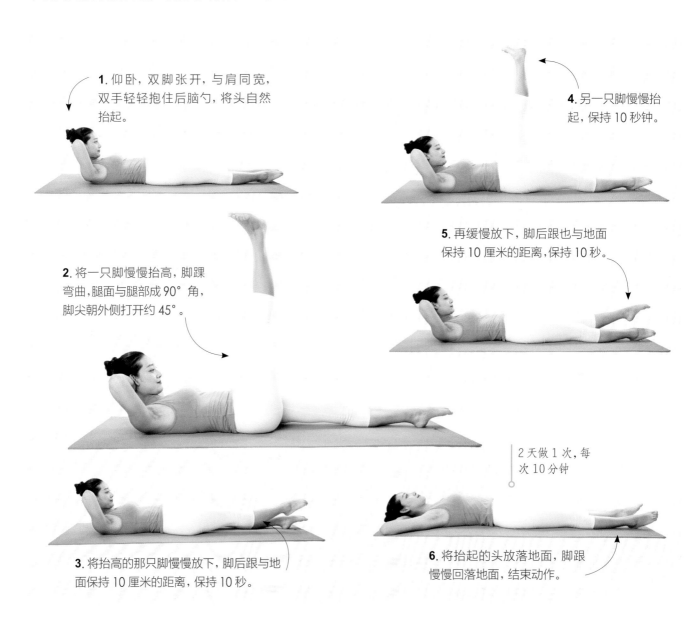

1. 仰卧，双脚张开，与肩同宽，双手轻轻抱住后脑勺，将头自然抬起。

2. 将一只脚慢慢抬高，脚踝弯曲，腿面与腿部成 90° 角，脚尖朝外侧打开约 45°。

3. 将抬高的那只脚慢慢放下，脚后跟与地面保持 10 厘米的距离，保持 10 秒。

4. 另一只脚慢慢抬起，保持 10 秒钟。

5. 再缓慢放下，脚后跟也与地面保持 10 厘米的距离，保持 10 秒。

6. 将抬起的头放落地面，脚跟慢慢回落地面，结束动作。

2 天做 1 次，每次 10 分钟

卷腹运动

卷腹运动是比仰卧起坐更适合新妈妈的瘦腹方法，这个动作更科学，效果更明显。做运动时，可以想象自己的肚子像一块柔软的牛奶糖，尽可能收小腹并挤压它，慢慢地、慢慢地边出力边吐气。

运动注意事项

体力不够，运动中可稍做休息

刚开始做卷腹运动时，可把双手放于胸前，以防止手肘借力。做运动时，身体抬起的角度一般保持与地面夹角30°~45°最好。放松时，背部也不要完全贴于地面。一般来说 1 组做 20 个，可以先做 5 个，然后中间自然平躺20 秒，再继续做 5 个，直到做完 20 个。

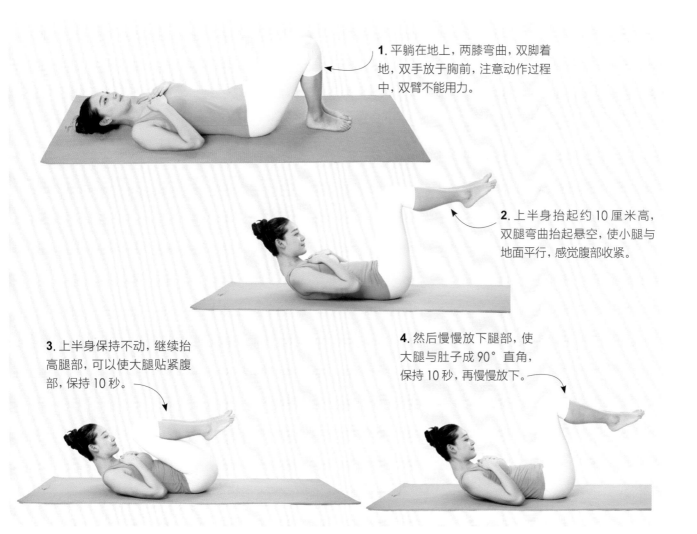

1. 平躺在地上，两膝弯曲，双脚着地，双手放于胸前，注意动作过程中，双臂不能用力。

2. 上半身抬起约 10 厘米高，双腿弯曲抬起悬空，使小腿与地面平行，感觉腹部收紧。

3. 上半身保持不动，继续抬高腿部，可以使大腿贴紧腹部，保持 10 秒。

4. 然后慢慢放下腿部，使大腿与肚子成 90°直角，保持 10 秒，再慢慢放下。

做做平板支撑

平板支撑是一种最简单易学、无需器械、快速瘦小腹的运动，这套动作可以有效锻炼核心肌肉群，调动全身肌肉，在塑造腰部、腹部和臀部线条的同时，还有助于维持肩胛骨的平衡，让新妈妈的身材看起来更迷人。

提前看过来	
练习时长	根据自身情况决定
练习场合	家中
辅助工具	瑜伽垫
练习强度	高级

1. 用脚尖和手肘部着地，其他部位腾空，并使头、背、臀、大腿、小腿等部位保持在同一水平线上，就像一个平板一样，注意保持身体挺直，深呼吸，一旦塌腰就停止。

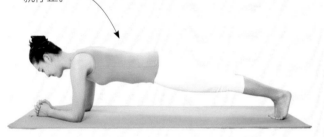

消耗脂肪，锻炼腹肌

平板支撑

平板支撑是消耗体能的全身运动，对腹部的锻炼非常有效。同时腿部、背部、臀部的肌肉都可以得到充分的锻炼。平板支撑看起来简单，做起来却没有那么容易，想要坚持做久一点更不容易。新妈妈根据自身的情况，尽量坚持每天都做，1个月后腹部就有可能拥有让人羡慕的"人鱼线"哦。

2. 保持普通平板支撑的基本动作，然后将一侧手臂伸直平举，用另一手臂的肘部支撑身体保持平衡。

3. 做完一边，换另一边重复。

臀部不要抬得太高，收紧小腹

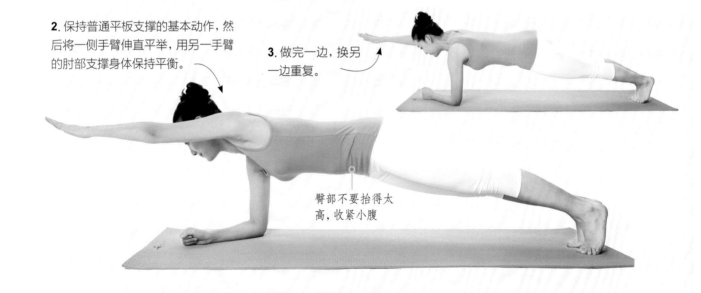

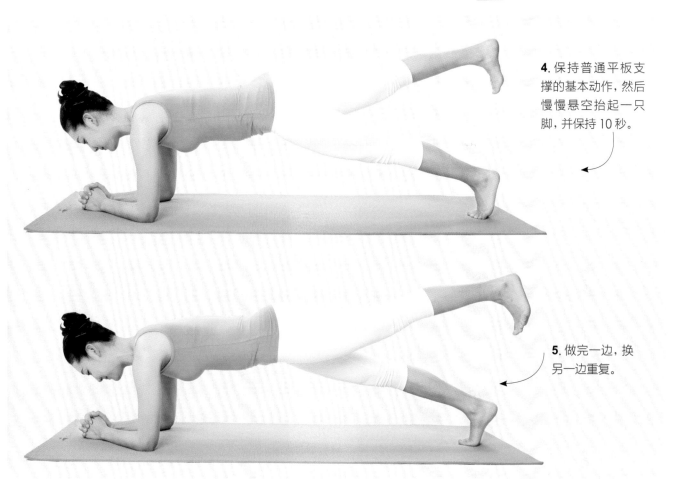

4. 保持普通平板支撑的基本动作，然后慢慢悬空抬起一只脚，并保持10秒。

5. 做完一边，换另一边重复。

运动注意事项

平均全身的力量

做此运动时，注意将身体的力量平均到前臂和脚尖处，不要把所有的力量都放在手肘上。完成后，应该做做拉伸动作，如平躺在垫子上，双腿屈膝抬起，用双臂抱住。呼气时抱紧，吸气时适当放松。有腰肌劳损的新妈妈不适合做此运动。

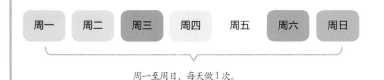

| 周一 | 周二 | 周三 | 周四 | 周五 | 周六 | 周日 |

周一至周日，每天做1次。

每天做1次，1周可做7次。新妈妈可根据自己的身体情况决定运动的时间。

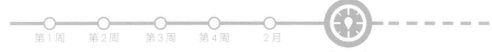

产后 **3 ~ 6** 个月
循序渐进，瘦腰最有效

瘦腰

拥有"小蛮腰"是所有女性的愿望。产后腰腹是最长肉的，小腹瘦下来了，但腰两侧还有脂肪堆积，穿着好看的衣服，也显得很壮，所以新妈妈在瘦腹的同时，也要瘦腰。几招小动作与腰部运动一起做，能起到事半功倍的效果。

新妈妈这样瘦腰

搭配腹部按摩，瘦腰更容易

运动和饮食是有效的瘦身方法，不过，如果再加上按摩，将会让新妈妈的瘦身计划更添助力。而且新妈妈每天按摩腹部，不仅有助于瘦腰，还能令胃肠蠕动得到改善，缓解便秘，利于身体恢复以及排毒。

除了在月子里的腹部按摩，新妈妈还可以每天轻叩腹部。具体做法是，手指并拢，手心内收，手心是空的，轻轻拍打腰部有赘肉的部位，力道与为婴儿拍背一样即可。可在每天散步时做，能有效激活身体脂肪，加快脂肪的分解与吸收，达到瘦腰的目的。

广告时间扭扭腰，腰围立缩

新妈妈在看电视时，可以在插播广告时，坐直上身，将右腿搭在左腿上，然后慢慢向右扭腰 10 次。再把左腿搭在右腿上，慢慢向左扭腰 10 次。这样不仅可以舒展颈背部，缓解疲劳，还能消耗腰部脂肪。同时让紧张的脊柱也能得到休息，舒缓久坐对腰椎带来的压力。

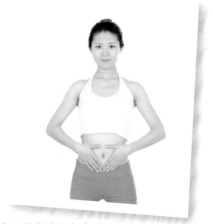

每天按摩腹部有助于瘦腰，还能缓解便秘。

排毒也能瘦腰

每天早上 1 杯温开水

每天早上起床后，可一口一口地喝下 1 杯温开水，以刺激肠胃蠕动，加快排出体内垃圾。

多吃水果和蔬菜

水果和蔬菜中所含的膳食纤维能促进新妈妈的肠胃蠕动，缓解产后便秘，轻松排毒。

每天 1 杯酸奶

酸奶中含有丰富的乳酸菌，不仅能平衡肠内菌群，还能帮助燃烧体内脂肪，帮新妈妈瘦腰。

侧角扭转运动

　　侧角扭转的动作可以帮助新妈妈促进消化、排出宿便，增加脊椎的供血，在扭转腰部、伸展腰背的同时，强化了臀部、腿部和腰背部力量，让新妈妈拥有"小蛮腰"和优美的身体曲线。运动时，不能忽视呼吸方法。慢慢从鼻孔吸气，然后再长长地呼气，感受气体在身体里流动。

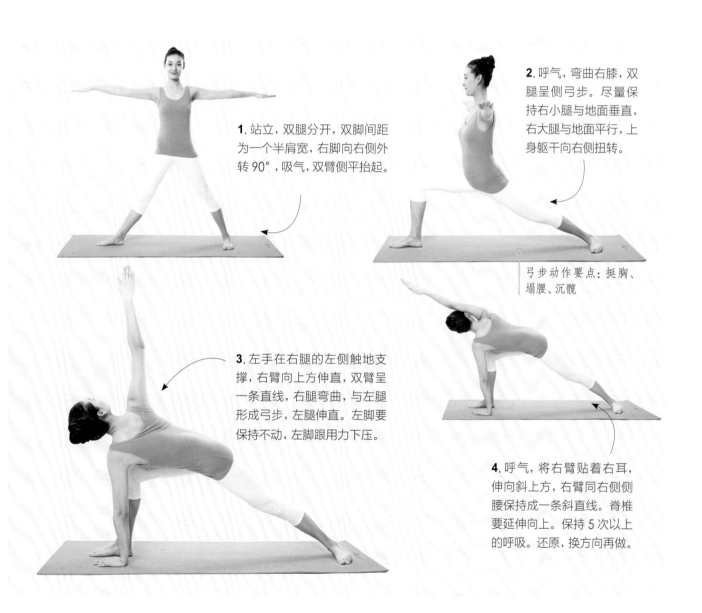

1. 站立，双腿分开，双脚间距为一个半肩宽，右脚向右侧外转90°，吸气，双臂侧平抬起。

2. 呼气，弯曲右膝，双腿呈侧弓步。尽量保持右小腿与地面垂直，右大腿与地面平行，上身躯干向右侧扭转。

弓步动作要点：挺胸、塌腰、沉髋

3. 左手在右腿的左侧触地支撑，右臂向上方伸直，双臂呈一条直线，右腿弯曲，与左腿形成弓步，左腿伸直。左脚要保持不动，左脚跟用力下压。

4. 呼气，将右臂贴着右耳，伸向斜上方，右臂同右侧侧腰保持成一条斜直线。脊椎要延伸向上。保持5次以上的呼吸。还原，换方向再做。

跪地板式抬膝

这个动作能训练到整个腹部、腰部，是非常健美的动作，可以锻炼出优美的腹部线条，让腰部肌肉也得到锻炼。

1. 跪姿，双手撑地，双手打开与肩同宽，双脚打开与臀同宽。

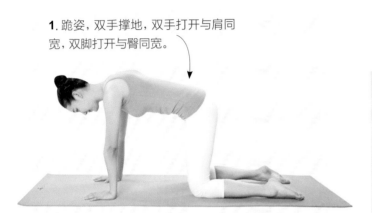

强壮肌肉，美化线条

跪地板式抬膝

腰部的赘肉是最令人头疼的，新妈妈可以试试跪地板式抬膝，此运动不光可以紧实腰部肌肉，还可以锻炼到全身，手臂、大腿、小腿、腹部、背部都能锻炼到，可谓是非常健美的运动。如再搭配侧角扭转运动，效果会更好。

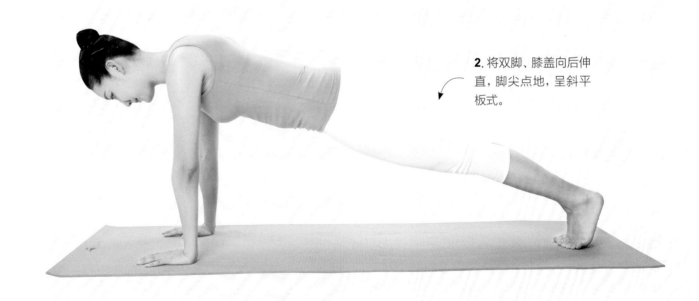

2. 将双脚、膝盖向后伸直，脚尖点地，呈斜平板式。

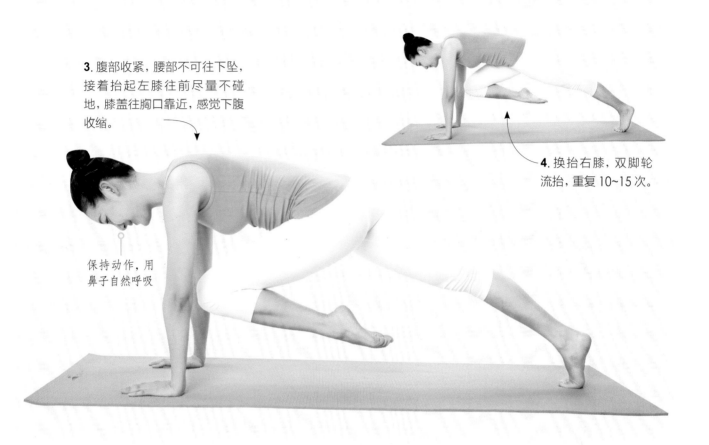

3. 腹部收紧,腰部不可往下坠,接着抬起左膝往前尽量不碰地,膝盖往胸口靠近,感觉下腹收缩。

保持动作,用鼻子自然呼吸

4. 换抬右膝,双脚轮流抬,重复 10~15 次。

运动注意事项

双手撑开与肩同宽

做此动作时,双手撑开与肩同宽,指尖朝前,手腕稍微往前不要折到 90°,以免手腕受伤。运动时,提倡用鼻子呼吸,最好不用嘴呼吸。宜在锻炼前 1 个小时吃点东西,如面包、牛奶、鸡蛋、水果等。

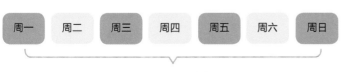

| 周一 | 周二 | 周三 | 周四 | 周五 | 周六 | 周日 |

周一至周日,隔天做 1 次。

隔天做 1 次,1 周可做 4 次。每天做 1 次即可,最好在饭后一两个小时做。

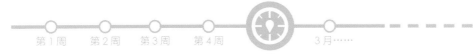

第1周　第2周　第3周　第4周　　　　3月……

产后 **2** 个月
开始运动，塑造翘臀

美臀

孕期变胖的臀部、分娩时被撑大的骨盆，都会令新妈妈的臀部失去优美的线条。不过，新妈妈别着急，每天多注意塑造臀部线条的小细节，坚持瘦臀运动，很快就能找回昔日结实微翘的美臀。

改掉 3 大恶习，轻松瘦臀

长时间站立

久站血液不易回流，会造成臀部供氧量不足，新陈代谢不好，同时还会让双腿产生静脉曲张。长时间站立后，务必做做抬腿后举的动作。

抽烟、喝酒、熬夜

不良生活习惯对臀形绝对有影响，血液循环不好、代谢不良、肌肉松弛，怎么会拥有丰盈圆润的臀部呢？

吃口味重的饮食

高热量、高甜度、口味重的饮食是造成肥胖的主要原因。如果口味重又不爱运动，肥肉日渐累积是理所当然的。

产后瘦臀有妙招

想要瘦臀，先要调整骨盆

分娩导致的骨盆变化，除了骨盆操外，新妈妈日常生活起居中也要注意，如不正确的盘腿坐，或者长时间用右手滑动触摸屏、鼠标，以及孕前总是喜欢背单肩包等，都会导致骨盆的歪斜不正，在产后的生活里，新妈妈应尽量避免这些。

保持良好坐姿

只坐椅子的前 2/3 是良好的坐姿，背脊挺直，坐满椅子 2/3，将力量分摊在臀部及大腿处。如果累了，想靠背一下，要选择能完全支撑背部力量的椅背。坐时尽量合拢双腿，长期开腿坐姿会影响骨盆形状；坐时踮起脚尖来，对臀部线条的塑造大有裨益。尽量不要长时间双腿交叉坐，否则血液循环不好，"危机"会浮出表面的。

正确的睡姿有益骨盆调整

平躺是对骨盆调整最好的姿势，产后新妈妈可以尽量平躺，但是睡着之后不必如此。产后新妈妈的主要任务是休息，只要舒服，什么姿势都可以。

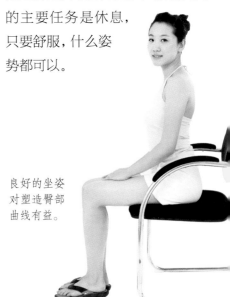

良好的坐姿对塑造臀部曲线有益。

瘦臀骨盆操

矫正骨盆不仅可以瘦臀，还能激活整个身体的中心，让线条更加优美。下面这套组合的瘦臀骨盆操简单易学，能伸展腰部、腹部、臀部、腿部肌肉，矫正骨盆，每天抽出 3~5 分钟，不出 1 个月，就可以重塑完美翘臀。

1. 坐在瑜伽垫上，脚心相对，双手抱脚，挺直腰背。

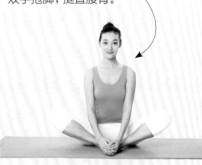

4. 然后休息片刻，身体取左侧卧姿，双腿并拢，屈左手支撑头部，右手放松，搭在身体右侧。

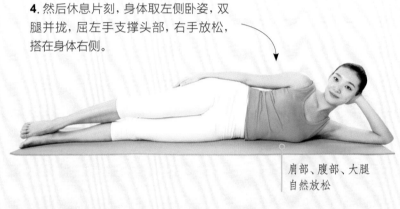

肩部、腹部、大腿
自然放松

2. 颈部和背部保持直立，眼睛盯向正前方，腹部用力，臀部向左右及后方移动。做 8 次。

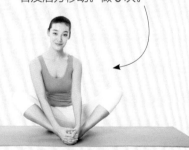

5. 右手抓住右脚尖，贴近臀部往后拉伸。

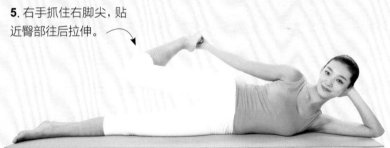

3. 然后将手和脚向身体方向拉。将这套动作重复 4 次。

6. 将右脚最大限度向身体后面拉伸。还原初始卧姿，换另一侧腿做相同动作。

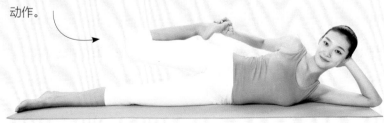

超简单的瘦臀运动

在矫正骨盆的同时，新妈妈也可以每天做一些超简单的锻炼臀部肌肉的运动。不需要太长时间，每天抽空做就好。舒缓的拉伸运动加上能够让肌肉持续紧张的有氧运动，能完美地锻炼到臀部肌肉，打造性感翘臀。

提前看过来	
练习时长	5~10 分钟
练习场合	家中
辅助工具	瑜伽垫
练习强度	初级

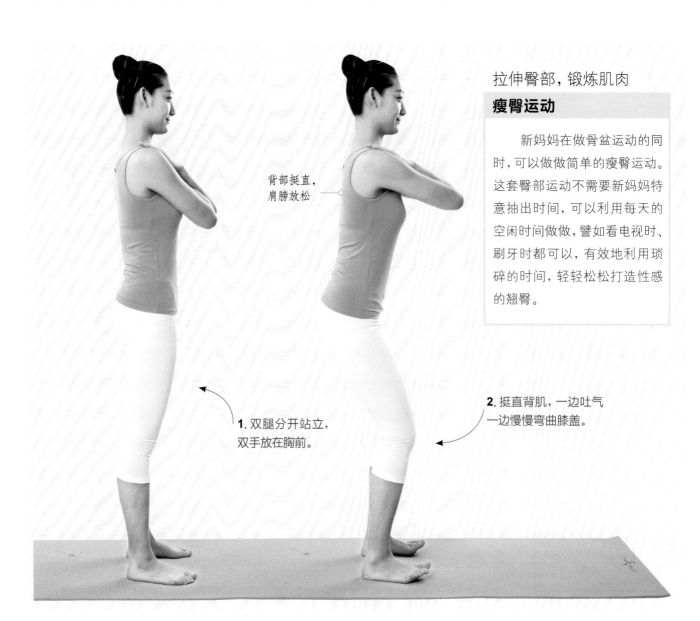

背部挺直，肩膀放松

1. 双腿分开站立，双手放在胸前。

2. 挺直背肌，一边吐气一边慢慢弯曲膝盖。

拉伸臀部，锻炼肌肉
瘦臀运动

新妈妈在做骨盆运动的同时，可以做做简单的瘦臀运动。这套臀部运动不需要新妈妈特意抽出时间，可以利用每天的空闲时间做做，譬如看电视时、刷牙时都可以，有效地利用琐碎的时间，轻轻松松打造性感的翘臀。

运动注意事项

运动过程中要挺直腰背

　　新妈妈在运动过程中，一定要挺直腰背，收紧小腹。可以尽量延长半蹲的时间，让臀大肌和大腿肌肉紧张。也可将半蹲动作替换为深蹲，臀部贴至小腿，再站起来，对臀部锻炼更多。最后，别忘记配合深呼吸，蹲下去的过程中，慢慢吸气，站起来时，长长呼气。

周一	周二	周三	周四	周五	周六	周日

周一至周日，每天做1次。

每天做1次，1周可做7次。每天利用琐碎的时间，每次5~10分钟即可。

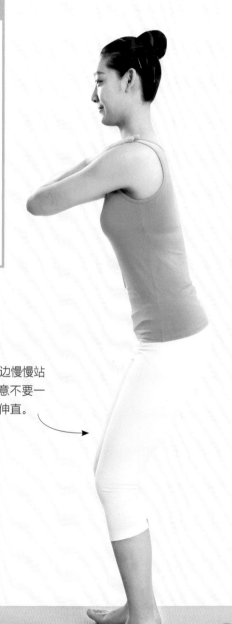

3. 膝盖保持弯曲，然后慢慢将臀部向下及向后移，尽量将大腿弯曲至与地面平行。

脚尖平行向前，不要向外撇，可将脚尖抬起

4. 一边吐气一边慢慢站起，需特别注意不要一下子就将膝盖伸直。

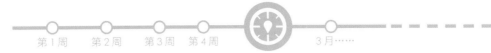

第1周　第2周　第3周　第4周　　　　3月……

产后 **2** 个月

少吃盐，告别大象腿

瘦大腿

处于月子期的新妈妈由于长时间不运动，腿部的脂肪增加在所难免，尤其是大腿的脂肪，会增长得分外明显，让新妈妈无所适从。其实，产后变粗壮的大腿完全可以通过饮食和进行简单的小动作及美腿操来变纤细，新妈妈赶紧跟着下面的方法试试吧。

瘦大腿先从控制饮食开始

瘦大腿，少吃盐

新妈妈要想瘦大腿，应注意少摄入盐分，并预防便秘。体内盐分过多，易导致水钠潴留，腿部水肿，而便秘则会导致体内毒素滞留，宿便压迫下肢血管和淋巴管，导致代谢受阻，同样不利于打造美腿。新妈妈每天摄入盐分不宜超过6克，即平常所用调料匙大半匙。

多吃促进血液循环的食物

脂肪的积累是造成肥胖的重要源头，要想瘦大腿，要从科学控制饮食开始。新妈妈腿部肥胖主要是代谢问题，多吃促进血液循环的食物，改善下肢血液循环，有助于瘦身。新妈妈应注意补充下面这些营养素。

维生素E：此营养素不仅促进血液循环，还能预防身体酸化，恢复细胞功能，帮助瘦大腿，又可保持肌肤的光滑与弹性。维生素E主要存在于油脂中，新妈妈平常适当吃些坚果、玉米胚芽等，有助于补充维生素E。

维生素 B_1 和核黄素：这两种维生素都参与身体能量的代谢，其中维生素 B_1 可将身体内多余的糖转化为能量，核黄素可促进脂肪代谢。生活中常见富含这两种营养素的食物有玉米、糙米、花生、大豆、瘦肉、牛奶、鸡蛋、奶酪以及动物肝脏等。

吃对食物瘦大腿

红豆

红豆中的石碱酸成分可增加肠胃蠕动，促进排尿，消除心脏或肾脏病所引起的水肿，其中的膳食纤维可帮助排泄体内盐分、脂肪等代谢物。

芹菜

芹菜含有大量胶质性碳酸钙，容易被人体吸收，还含有充沛的钾，可预防下半身水肿。

苹果

苹果含钙量比一般水果丰富得多，有助于代谢掉体内多余的盐分，苹果中的苹果酸可加速代谢热量，防止下半身肥胖。

扶着椅子向后踢腿

　　每个女性都希望自己能拥有修长的双腿，可是，大家知道瘦腿最快的方法是什么吗？下面就给大家介绍一个很有效的瘦腿小动作。

　　站在椅子后面，双手扶稳椅背，然后身体往椅背一侧倾一下，抬起左侧的腿，绷直脚尖用力向后踢，并迅速返回原位置，重复至少50次。然后另一条腿也按相同的方式踢50次。

　　这个动作除了拉伸腿部肌肉外，还会利用空气的阻力给全腿带来"按摩"的效果，越是用力，这种"按摩"的效果就越好。每天1组以上，坚持1个月，大腿、小腿甚至脚腕都会变得更加紧致。

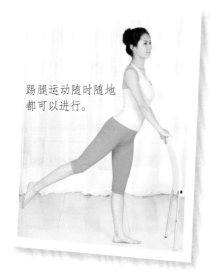

踢腿运动随时随地都可以进行。

做做简单美腿操

　　下面这套美腿操简便易学，行之有效，深受新妈妈的欢迎。这套美腿操既可影响腿部脂肪流向，减缓脂肪在腿部的堆积，改善下身胖、上身瘦的体型，又可把脂肪导向臀部，起到翘臀美臀之效。只要每天坚持锻炼3~5分钟，恢复到孕前的一双美腿指日可待。

　　运动前后分别要进行准备和放松活动。新妈妈要注意，运动不要过量。一旦出现身体不适，要及时停止。在运动开始前，可以用橄榄油涂抹在腿上活血，这样可以增加运动效果，减少伤害。运动结束后千万别忘了做放松练习。另外，锻炼大腿和臀部肌肉的最佳运动是步行、骑自行车、爬楼梯。

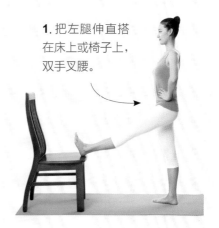

1. 把左腿伸直搭在床上或椅子上，双手叉腰。

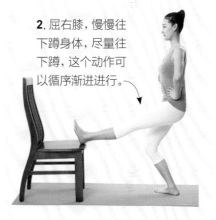

2. 屈右膝，慢慢往下蹲身体，尽量往下蹲，这个动作可以循序渐进进行。

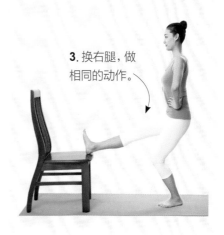

3. 换右腿，做相同的动作。

紧致大腿的瘦腿操

这套瘦腿操可以提高骨盆的灵活性，让平时得不到锻炼的大腿内侧肌肉负荷增加，从而收紧大腿脂肪，使大腿变得更匀称。做动作时尽量保持自然呼吸，良好的呼吸可以帮助加速消耗多余的脂肪。

提前看过来	
练习时长	10 分钟
练习场合	家中
辅助工具	瑜伽垫
练习强度	初级

紧实肌肉，消耗脂肪

大腿拉伸操

产后，粗壮的大腿让新妈妈"无法忍受"。但是高强度的运动，让新妈妈汗流浃背，浑身痛疼不说，效果也差强人意。想要大腿瘦得匀称、瘦得美，新妈妈不妨试试大腿拉伸操，每天勤加练习，大象腿也能通过后天的努力来改变。

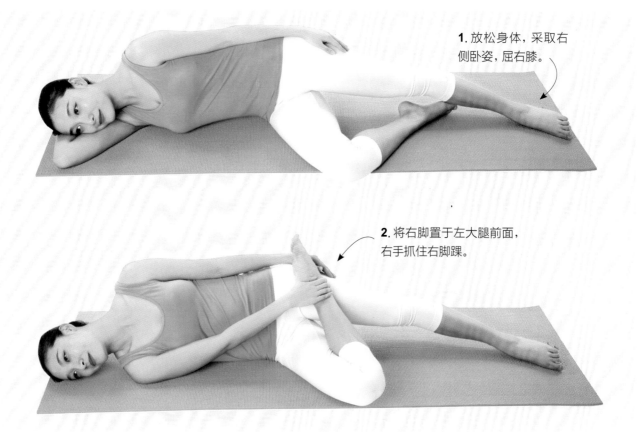

1. 放松身体，采取右侧卧姿，屈右膝。

2. 将右脚置于左大腿前面，右手抓住右脚踝。

运动注意事项

不宜在太软的床上进行

　　新妈妈在做这个动作时，为避免腰部关节受伤，可在瑜伽垫上进行，如果在床上练习，最好是选择较硬些的床，太软的床对瘦大腿起不到明显的作用。运动前，新妈妈可以压压筋，以防在拉伸的过程中抽筋。

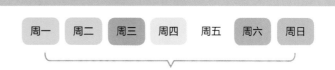

| 周一 | 周二 | 周三 | 周四 | 周五 | 周六 | 周日 |

周一至周日，隔天做 1 次。

隔天做 1 次，1 周可做 4 次。由于是拉伸运动，运动时间不宜太长，隔天做 1 次，每次 10 分钟即可。

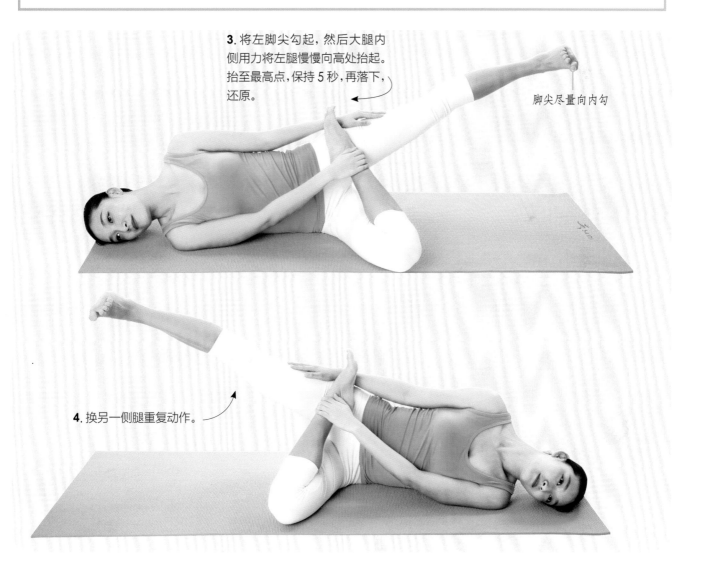

3. 将左脚尖勾起，然后大腿内侧用力将左腿慢慢向高处抬起。抬至最高点，保持 5 秒，再落下，还原。

脚尖尽量向内勾

4. 换另一侧腿重复动作。

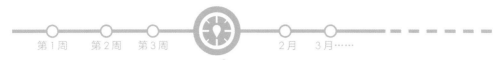

产后4周
舒缓瘦腿操，防小腿粗壮

瘦小腿

产后粗壮的小腿，让新妈妈不敢穿迷你裙、短裤。别担心，只要掌握正确的运动方法，依然可以雕琢出性感、优美的腿部曲线。下面就介绍几个运动，小腿粗壮的新妈妈快来练习吧，轻轻松松就能寻回纤细小腿。

生活中的瘦小腿妙招

巧用瓶盖做按摩

把3~5个高度一样的瓶盖分散放在地上，然后分别用左右脚去踩。

踩时要由前到后、由后到前地反复进行，双脚共踩10分钟。

以刺激脚掌上的相关穴位，消除下肢水肿，使小腿更加匀称。

瘦腿"走"着瞧

走路是瘦腿的好方法，正确的走路姿势是抬头挺胸，收腹提臀，上半身不要有过大的摆动。

要利用腰部及腿部的力量，迈出步伐，使身体向前挺。

走路不宜过慢或者过快，以微喘又不至于流汗的速度前进即可。

按摩出纤细小腿

按摩小腿消水肿

如果新妈妈发现早上起来时小腿瘦一些，但下午会变粗，有时感觉胀胀的，这就是水肿。对新妈妈来说，消小腿水肿，可采取舒缓运动配合按摩的方式。

晚上临睡前，新妈妈还可以按摩小腿，双手扶住脚踝，稍稍用力，由下向上按摩，每天坚持10分钟，水肿症状很快就会得到改善。

"拍"出纤细小腿

对于肌肉型的小腿，就需要点小技巧了，先要让小腿肚上的肌肉软化，然后重新锻炼肌肉。

新妈妈可以每天起床后，先拍打小腿肚。坐在床上，将一条腿抬高，并在小腿肚上涂抹一些纤体膏，然后用手掌从各个方向拍打小腿上的肌肉3~5分钟。这种方法可使小腿肚上的肌肉放松，并软化已经僵硬的腿部脂肪。长期坚持拍打小腿肚，可使小腿上僵硬的肌肉和脂肪慢慢变得松散，消除腿部突出的肌肉。

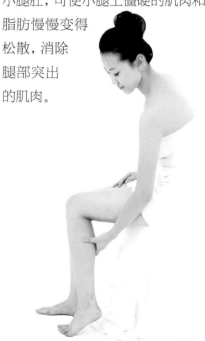

经常按摩小腿肚，可软化僵硬的肌肉。

3分钟升级成美腿

如果小腿腿形不漂亮，就算大腿上赘肉很少，也会显得双腿肉肉的，因此瘦小腿刻不容缓，右面这套瘦腿操就能让你的小腿变得纤长魅惑。

做完右面这套瘦腿操后，如果配合捶腿动作，效果会更好。具体做法是：伸直双腿坐好，双手攥成拳状，从两条大腿外侧开始往下捶打至脚腕，捶打要有力，要打出节奏。1分钟后，把双腿打开，开始以同样的方式捶打大腿内侧至脚腕。

这种捶打可以促进腿部血液循环和废弃物排出，最关键的是能"打碎"腿内缠连在一起的脂肪块，使瘦腿运动更易见效。另外，比较难瘦的肌肉型胖腿，可用这种方法敲打，也可以使双腿变成易瘦型。

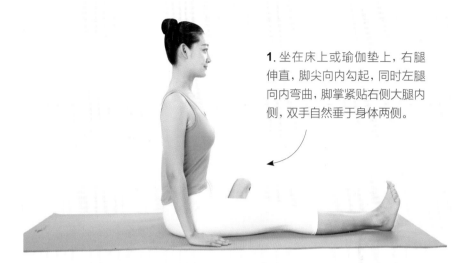

1.坐在床上或瑜伽垫上，右腿伸直，脚尖向内勾起，同时左腿向内弯曲，脚掌紧贴右侧大腿内侧，双手自然垂于身体两侧。

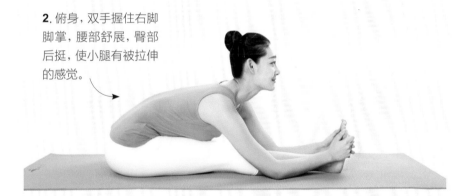

2.俯身，双手握住右脚脚掌，腰部舒展，臀部后挺，使小腿有被拉伸的感觉。

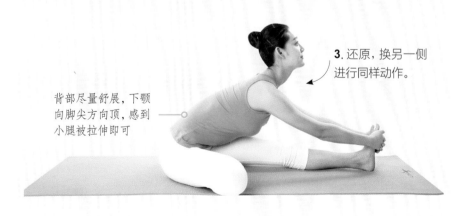

3.还原，换另一侧进行同样动作。

背部尽量舒展，下颚向脚尖方向顶，感到小腿被拉伸即可

椅子瘦腿操

　　新妈妈平时可以做做下面这套动作，有助于拉伸大腿、小腿和臀部、腰背肌肉，缓解新妈妈因水肿导致的胀胀的感觉，重新塑造小腿、大腿后侧、臀部和背部线条，让新妈妈看起来瘦瘦的、美美的。

提前看过来	
练习时长	10分钟
练习场合	家中或办公室
辅助工具	椅子
练习强度	初级

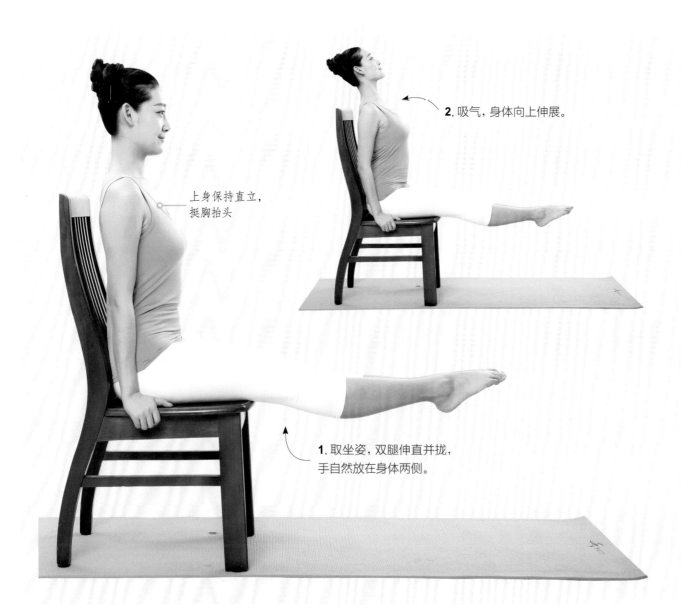

2. 吸气，身体向上伸展。

上身保持直立，
挺胸抬头

1. 取坐姿，双腿伸直并拢，
手自然放在身体两侧。

运动注意事项

可以借助抱枕减小难度

　　这套运动属于拉伸运动，新妈妈可以根据自己的情况调整难度。如果新妈妈在做运动时，觉得动作难度大，可以将一个抱枕放在腿上，抱肘，呼气，将身体向前折叠靠在抱枕上。新妈妈可以利用宝宝休息的时间来做，或者在办公室午休、下午茶时间来做，每次两三分钟即可。

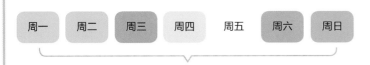

周一至周日，隔天做1次。

隔天做1次，1周可做三四次。由于是拉伸运动，运动时间不宜太长，隔天做1次，10分钟即可。也可以把10分钟分成几个两三分钟来做。

纤细小腿，方便锻炼

椅子运动

　　产后新妈妈要照顾宝宝，有时候实在没有大段时间运动。此时，新妈妈可以试试简单的椅子瘦腿操，让新妈妈坐着也能瘦。此套运动主要是拉伸运动，比较舒缓，但时间不宜太长。

3. 呼气，向前折叠身体，手用力握住后脚跟。

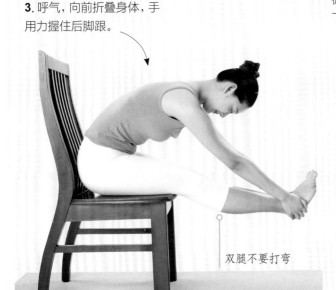

双腿不要打弯

4. 伸展脊椎，打开胸部，胸部微向上，后背收紧，胸肩打开，下颚向远处延伸。

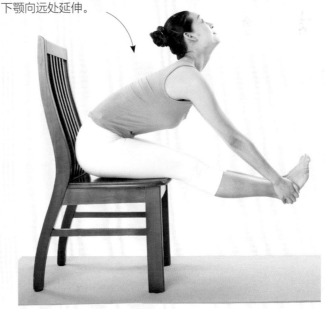

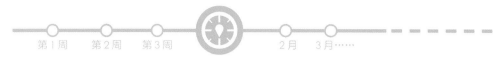

瘦手臂

产后手臂是否粗壮了不少？在日常生活中，一般很难运动到手臂，有针对性的运动往往是力量型，对忙碌的新妈妈来说，又很难坚持。那么来学习随时随地可以做的手臂运动吧，让新妈妈轻轻松松瘦手臂。

纤细手臂来得容易

让手臂先松弛下来

如果新妈妈的手臂是壮壮的，硬硬的肌肉型，必须先帮手臂的肌肉松弛一段时间。轻拍、揉捏都可以，什么时候都可以做，只要你有空就可以揉捏自己的手臂。这样可以帮助促进手臂血液循环，让肌肉变软，瘦臂的时候也就变得容易多了。

洗澡按摩瘦臂

每天洗澡的时候，也可以瘦臂。将水温调高一点，冲洗手臂，冲洗2分钟后就帮手臂进行按摩，这样反复多次，直到使手臂得到充分的按摩就可以了。冷热水交替的效果会更好，但是不建议冬天的时候用，因为比较容易感冒。洗澡按摩可以有效地促进血液循环，燃烧手臂上多余的脂肪。新妈妈可以试一下这种小方法，如配合橄榄油按摩，会有意想不到的效果。

让手"跑步"来纤臂

躺在床上或半仰在沙发上，双臂向上伸直，先活动手指，手指疲劳后，前后甩腕，腕部疲劳后，屈伸双肘甩前臂，前臂疲劳后甩动整条手臂。整条手臂都疲劳后，就放下来休息，然后再重复，至少做3次。这是个促进血液循环的极好动作，能够让整条手臂的所有关节都活动开。每天做3次以上，不要间断，2周就能收获一双纤臂，而且能让手臂变得灵活、有力量。

饮食也能瘦手臂

手臂水肿这样吃

尽量多喝水，少喝冷饮，多喝花草茶。少吃口味重的食物，多吃蔬菜和水果，加速身体排水排毒，不仅能瘦手臂，还能瘦脸。

吃这些更利于瘦手臂

牛肉、西红柿、草莓、苹果、菠萝、香蕉、猕猴桃、柠檬、蜂蜜等食品，具有促进血液循环的作用，有利于新妈妈瘦手臂。

瘦手臂操

　　好看而修长的手臂,还需要肩膀的支撑,所以瘦手臂的动作往往与肩膀锻炼一起进行。下面这套瘦手臂操可锻炼腋下及手臂外上侧的肌肉力量,还能活动肩关节,增进血液循环,使肩部更加灵活,手臂线条更加优美。每天坚持锻炼3分钟,2个月后腋下的赘肉就会大有改善,软软的手臂外侧也会变紧实。

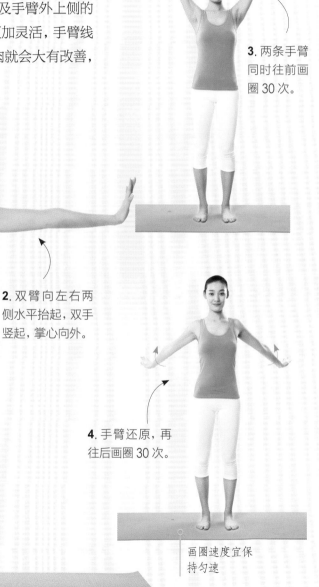

3.两条手臂同时往前画圈30次。

1.站立姿势,双脚分开半个肩宽,双臂放松,垂于体侧。

2.双臂向左右两侧水平抬起,双手竖起,掌心向外。

4.手臂还原,再往后画圈30次。

画圈速度宜保持匀速

告别粗手臂的鸟王式

鸟王式非常适合新妈妈练习，不仅能够消除手臂上的赘肉，让新妈妈的手臂更加纤长，还能加强肩部的灵活性，极大地锻炼平衡力，让新妈妈的体态更柔美。

消除赘肉，增强身体协调性

平衡性拉伸运动

产后，新妈妈的手臂松弛，即使减肥瘦了下来，但是在上臂后面总会有松弛的赘肉，我们称之为"拜拜袖"。而"拜拜袖"也是最难瘦的部位，每次抬起胳膊看到松弛的"拜拜袖"，心中不免会有些不悦。有这样困扰的新妈妈可以试试鸟王式，每天 5~10 分钟，在消除手臂赘肉的同时，让身体更协调。

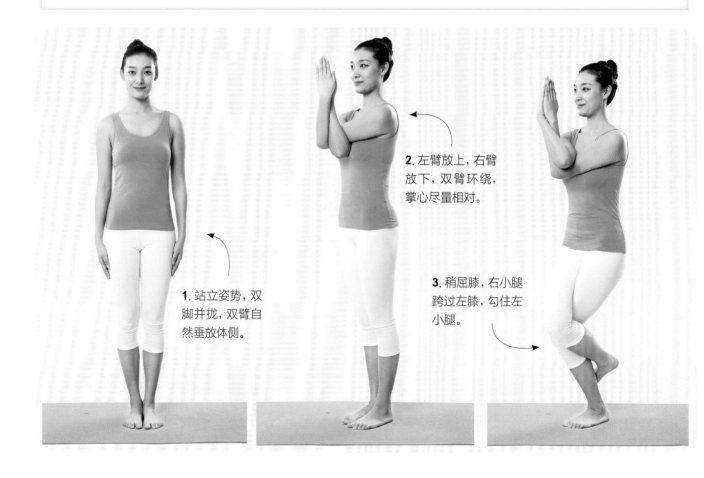

1. 站立姿势，双脚并拢，双臂自然垂放体侧。

2. 左臂放上，右臂放下，双臂环绕，掌心尽量相对。

3. 稍屈膝，右小腿跨过左膝，勾住左小腿。

运动注意事项

根据自身情况调整难度

　　如果新妈妈在做这套运动时感觉难度大，可以根据自身的情况调整动作的难度。如觉得环绕小腿肚有些困难的话，可以将腿跨过另一条腿并将脚尖点地即可。如果新妈妈掌握不好平衡，也可以坐在椅子上练习，以维持身体的平衡。

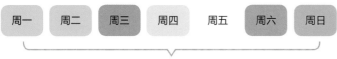

周一至周日，每天做1次。

每天做1次，1周可做7次，每天5~10分钟即可。

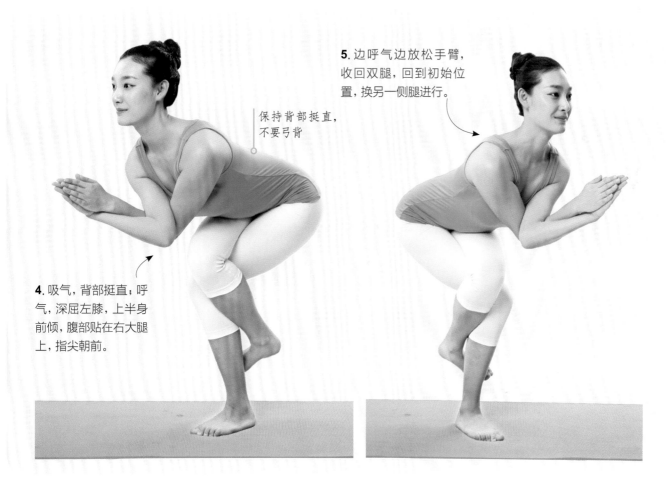

保持背部挺直，不要弓背

5. 边呼气边放松手臂，收回双腿，回到初始位置，换另一侧腿进行。

4. 吸气，背部挺直；呼气，深屈左膝，上半身前倾，腹部贴在右大腿上，指尖朝前。

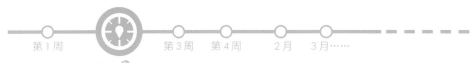

第1周   产后**2**周   第3周 第4周   2月   3月……
护理按摩，丰胸美胸

丰胸

新妈妈在哺乳过程中会发现，乳房渐渐变得松弛，开始下垂，很多新妈妈以为这是哺乳造成的，其实不是，而是乳房中乳腺管收缩和脂肪量不够导致的。说到底，比起身体其他部位，乳房可是新妈妈要增加脂肪的部位呢。

想丰胸不要这样做

不要长时间侧卧睡觉

新妈妈睡姿要正确，不要长期向一个方向侧卧，这样不仅易挤压乳房，也容易引起双侧乳房发育不平衡，还会使乳房内部软组织受到挫伤，使内部增生，上耸的双乳下垂。

洗澡不要刺激乳房

乳房周围微血管密布，受过热或过冷的浴水刺激是极为不利的，会使乳房软组织松弛造成胸部下垂，还会引起皮肤干燥。

按摩胸部，打造迷人"双峰"

"微笑"式按摩，打造美胸

像微笑一样咧开嘴巴，幅度尽量夸张，还原，重复。同时，手掌张开由下往上、由外往内将乳房往上提升。3分钟后，将按摩延伸到乳房以上至颈部，手法同样为向上提升，按摩2分钟。"微笑"可以强化和收紧颈部肌肤，配合按摩促进胸部血液循环，可以使胸部更有弹性，使双乳更显天然坚挺。

"梳"出来的完美酥胸

一手轻托乳房，一手持发梳由乳房四周轻轻向乳头方向梳，上下左右各梳3分钟。梳乳的同时可配合轻揪乳头数次。梳乳可以促进乳房局部的血液循环，产生丰胸美胸之效，并可使乳房皮肤光滑润泽有

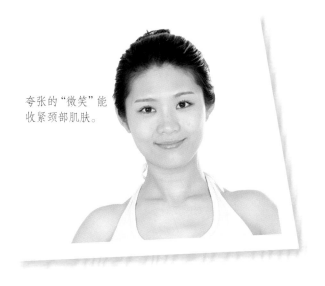

夸张的"微笑"能收紧颈部肌肤。

弹性。轻揪乳头还有利于塑造圆和小巧的美丽"花蕾"，提升乳房的整体形象。

睡前按摩，打造迷人"双峰"

　　每天醒后或睡前5分钟，可以给乳房做做按摩——沿着乳房边缘按，先顺时针方向，后逆时针方向，直到乳房皮肤微红、微热为止。然后轻轻捏住乳头，提拉不少于10次。这种按摩法能够刺激整个乳房，包括内部的乳腺管、脂肪组织、结缔组织等，经常按摩可使乳房更富健康光泽、更有弹性。如果乳房内有硬块，按摩时要轻柔，免得引起疼痛，长期按摩能加快胸部血液循环，硬块会逐渐消失。

呼开吸合手臂操

　　新妈妈产后想要拥有傲人美胸，呼开吸合手臂操就是简单易学的美胸运动。这套动作在锻炼胸大肌的同时还会让胸部更集中，使双乳侧看起来更高挺，造型也更富美感。每天坚持练习3分钟，就能拥有让人羡慕的美胸。

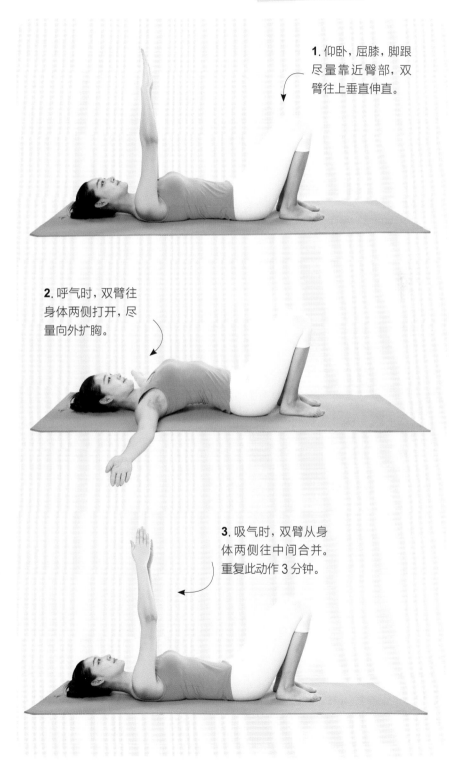

1. 仰卧，屈膝，脚跟尽量靠近臀部，双臂往上垂直伸直。

2. 呼气时，双臂往身体两侧打开，尽量向外扩胸。

3. 吸气时，双臂从身体两侧往中间合并。重复此动作3分钟。

有氧胸部锻炼

有氧锻炼是锻炼肌肉的好方式，下面这套动作可以很好地锻炼肩、背和胸部肌肉，帮新妈妈塑造线条优美的背部、肩部和胸部。新妈妈快来试试吧。

提前看过来	
练习时长	15 分钟
练习场合	家中
辅助工具	瑜伽垫、哑铃
练习强度	中级

锻炼肌肉，塑造线条

有氧胸部运动 1

新妈妈在哺乳期养成的一些不好的习惯，如没有穿托举型内衣，不注意乳房按摩和护理，都会导致哺乳后乳房松垮。因此，为了预防这种情况发生，新妈妈不仅要每天进行护理和按摩，还要配合有氧胸部运动，每次 15 分钟，防止乳房下垂，让乳房恢复挺拔与健美。

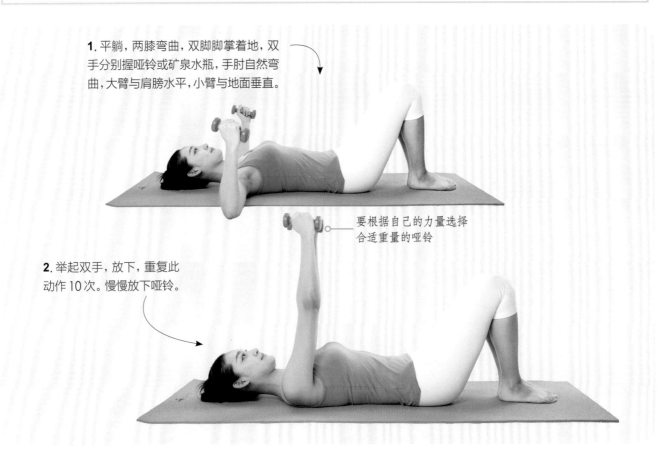

1. 平躺，两膝弯曲，双脚脚掌着地，双手分别握哑铃或矿泉水瓶，手肘自然弯曲，大臂与肩膀水平，小臂与地面垂直。

要根据自己的力量选择合适重量的哑铃

2. 举起双手，放下，重复此动作 10 次。慢慢放下哑铃。

胸部更挺拔

有氧胸部运动 2

　　在做双手支撑动作时，手臂要伸直，手肘不能弯曲，这样才能很好地锻炼胸部、肩部、背部的肌肉。新妈妈可根据自身的情况来决定运动的时间，可以先做5次，休息片刻，冉继续做剩下的。

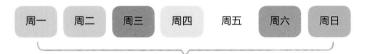

| 周一 | 周二 | 周三 | 周四 | 周五 | 周六 | 周日 |

周一至周日，每天做1次。

每天做 1 次，每次 15 分钟即可。

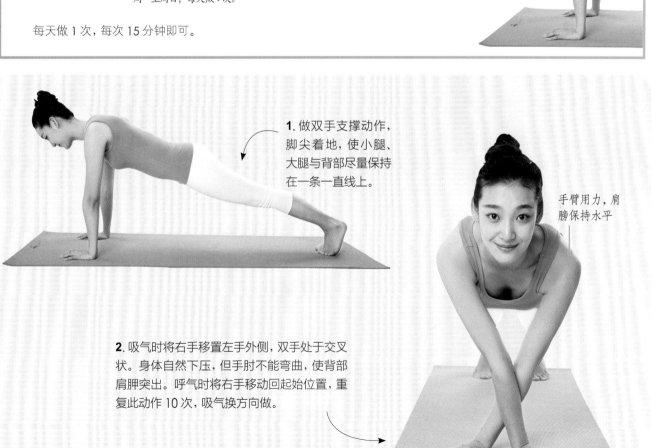

1. 做双手支撑动作，脚尖着地，使小腿、大腿与背部尽量保持在一条一直线上。

手臂用力，肩膀保持水平

2. 吸气时将右手移置左手外侧，双手处于交叉状。身体自然下压，但手肘不能弯曲，使背部肩胛突出。呼气时将右手移动回起始位置，重复此动作 10 次，吸气换方向做。

吃得对，瘦得快

　　产后新妈妈的身体虚弱，再加上传统的坐月子就是吃、补、休息，所以等到出了月子后，新妈妈的体重也达到了一个新的高度。何况，正处于哺乳期的新妈妈要想节食减肥，势必会影响营养的摄入，容易导致营养不良，从而也会使奶水的质量下降，这样就会对宝宝有所影响。因此，新妈妈陷入了两难。其实只要吃得对，照样瘦得快，让新妈妈既能享受美味的食物，又获得窈窕的身材。

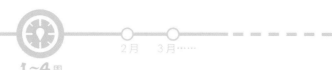

1~4 周 这样吃，减体重不减营养

刚刚经历生产，新妈妈的身体很虚弱，而产后 1~4 周是新妈妈身体恢复的关键期。此时，怎么吃，吃什么，就成为新妈妈最关注的问题。如果坐月子吃不好，吃得不恰当，很容易导致新妈妈的新陈代谢降低，这也是产后肥胖的最大元凶。因此，在调养体质之余，建立正确的饮食观念，遵循"排""调""补""养"的原则，让新妈妈减体重不减营养。

产后第 1 周，以"排"为主

生化汤排恶露

产后第 1 周是新陈代谢周，目的是排出新妈妈体内的废血（恶露）、废气、多余的水分、贮留的毒素等。第 1 周的饮食要以排毒为先，如果饮食追求大补，恶露和毒素会排不干净。新妈妈可以恰当饮用生化汤，有助于恶露的排出。顺产新妈妈可以在产后 3 天服用，每天 1 碗，平均分成 3 份，在早、中、晚三餐前，温热服用，连服 7 天。剖宫产新妈妈建议在产后 7 天服用，连服 5 天即可。除了生化汤，新妈妈也可以吃些麻油猪肝汤，同样能促使子宫收缩和恶露排出，帮助子宫尽快复原，同时还具有软便作用，避免新妈妈遭受便秘之苦。

薏米、南瓜消肿排毒

薏米非常适合产后身体虚弱的新妈妈食用，它有利小便、清利湿热、益肺排脓的功效，可帮助新妈妈排除体内多余水分，促进子宫恢复。而南瓜内的果胶有很好的吸附性，能黏结体内细菌毒素，可以帮助新妈妈清除体内的毒素。

剖宫产后先排气再吃东西

剖宫产新妈妈在术后 6 小时内应当禁食，因为手术容易使肠道受刺激导致肠道功能受到抑制，进而肠蠕动减慢，使肠腔内有积气，因此，术后会有腹胀感。手术 6 小时后可饮用些排气类的汤，如萝卜汤、冬瓜汤等，以增强肠蠕动，促进排气。排气后再吃东西，饮食可由流质改为半流质，然后慢慢恢复正常。

饮食要开胃、清淡

产后第 1 周，新妈妈的身体比较虚弱，胃肠功能还没有恢复。此时进补并不是主要的目的，饮食应易于消化、吸收，以利于胃肠功能的恢复，比如可以吃些易消化的面条、馄饨、小米粥等。而以往那些产后就开始喝补汤的习惯不适合此时的新妈妈，大补的浓汤只会增加新妈妈身体的负担，如果要喝汤，新妈妈不妨喝些清淡的汤，如鸡蛋汤、鸡汤等，更利于新妈妈的恢复。

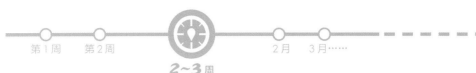

第1周　第2周　2月　3月……

2~3周
催乳为主，调补为辅

产后第2周，"调"出好身子

多吃催乳食物

经过前一周的护理和适应，新妈妈的体力慢慢恢复，此时应多吃些补养气血的食物来调理身体，加快身体的恢复。此时，宝宝的吃奶量日益增加，而母乳是宝宝最安全、最天然的黄金饮品。因此，新妈妈要多吃些利于催乳的食物，为宝宝提供充足的乳汁。

宜多吃补血食物

进入月子的第2周，新妈妈的伤口基本上愈合了，胃口也明显好转。从第2周开始，可以尽量吃一些补血食物，如红枣、猪肝、花生等，以调理气血，促进内脏恢复。

催乳应循序渐进

新妈妈产后催乳应根据生理变化特点循序渐进，不宜操之过急。刚刚生产后，胃肠功能尚未恢复，乳腺管还不够通畅，不宜食用大量油腻的催乳食物。食物要以清淡为宜，禁食寒凉食物，避免食用影响泌乳的麦芽、韭菜等。

宜吃优质蛋白助泌乳

产后新妈妈可以多吃些优质蛋白来促进乳汁分泌，因为蛋白质对乳汁分泌有很大的帮助。一些中西药虽有催乳功效，但营养作用不大，甚至会有副作用。所以新妈妈应以饮食为主来催乳。新妈妈应每天适量增加优质蛋白质，达到每天85克即可，而鱼、禽、蛋、瘦肉、大豆类食物均是优质蛋白质的最好来源。

产后第3周，开始"补"起来

养成合理的饮食习惯

产后第3周是新妈妈开始滋补的时候，如果新妈妈补得好，不仅可以补充分娩时造成的身体消耗，还有助于养成合理的饮食习惯和健康的生活方式。

多吃补血和益智食物

产后第3周，新妈妈的伤口基本愈合了，身体也逐渐恢复了健康，此时是进补的最好时机，应以补血益气、恢复体力、补充精力、增强抵抗力为主，同时还要注意静养。最重要的是多吃一些补血食物，调理气血。如黑豆、红豆、花生、红枣、乌鸡、鲫鱼、西红柿等。

哺乳妈妈还要多吃些有利于宝宝健脑益智的食物。此时是宝宝大脑发育的重要时期，一定要给宝宝大脑发育提供充足的营养。这时需要新妈妈多吃些健脑益智的食物，如小米、玉米、大豆、核桃、栗子、莲子、松子、芝麻、花生等。

吃温热食物更利恢复

由于新妈妈产后体内激素水平大幅改变，使得新妈妈代谢降低，体质大多从内热到虚寒。因此产后饮食宜温，过于生冷的食物不宜多吃，如冷饮、冷菜、凉拌菜等都要避免食用，从冰箱里拿出来的水果和蔬菜最好温热过再吃。凉拌菜未经高温消毒，产后新妈妈的体质较弱，抵抗力差，容易引起胃肠炎等消化道疾病。一些寒性的水果，如西瓜、梨等也不宜多吃。

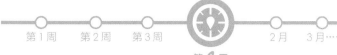

第1周　第2周　第3周　　　　　2月　3月……

第4周
调养肠胃、减少脂肪

产后第4周，"养"出好肠胃

饮食遵循"低、少、高"

产后第4周是新妈妈体质恢复的关键期，身体的各个器官逐渐恢复到产前的状态。此时，新妈妈要继续滋补元气，但进补要循序渐进，饮食要以"低热量、少脂肪、高维生素"为原则。同时要注意补养肠胃，养出好肠胃，让肠胃更舒服。

多准备健脾胃的食物

产后第4周，新妈妈的身体基本恢复了生理功能，也完全掌握了宝宝的哺乳规律。此时新妈妈可以多进食一些补充营养、恢复体力的营养菜肴，为满月后开始独立带宝宝打下基础。需要提醒的是，滋补的高汤都比较油腻，要注意肠胃的保健，不要让肠胃受到过多的刺激，引起腹痛或者是腹泻。新妈妈可以吃些健脾胃的食物，如菠菜、山药、南瓜、银耳、猪肚等。

吃些豆腐助消化

豆腐营养丰富，含有铁、钙、磷、镁等人体必需的多种矿物质，还含有植物油和丰富的优质蛋白，素有"植物肉"之美称，豆腐的消化吸收率达95%以上。此外，豆腐为补益清热养生食品，可补中益气、清热润燥、生津止渴、清洁胃肠。消化不良的新妈妈，可以吃些豆腐助消化、增食欲。

坐月子不能吃的3大食物

巧克力

巧克力会使新妈妈身体发胖，影响新妈妈的身体健康。此外，新妈妈如果过多地吃巧克力，会对宝宝产生不良的影响。巧克力中的可可碱，会通过母乳在宝宝体内蓄积，容易损伤宝宝的神经系统和心脏，并使肌肉松弛，排尿量增加，导致宝宝消化不良、哭闹不停、睡眠不稳。所以新妈妈最好不要吃巧克力。

过咸食物

过咸的食物含盐较多，会引起新妈妈体内水钠潴留，易造成水肿，并易诱发高血压。但也不可完全忌盐，因产后尿多、汗多，排出盐分也增多，需要补充一定量的盐，但每天不能高于6克。

其他应节制的食物

葱、姜、辣椒等辛辣食物，一次不能过量；生冷的食物容易引起下痢；过量食用含膳食纤维丰富的蔬菜也会引起腹部不适；浓茶、浓咖啡、红茶、酒精饮料等，酱菜、腌菜等腌制食物，都应该有所节制，尽量不吃。

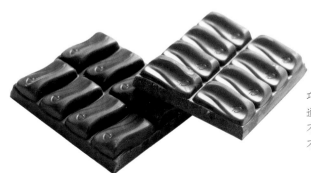

巧克力中的可可碱会通过母乳对宝宝产生不利影响，新妈妈最好不要吃巧克力。

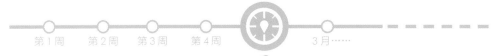

第1周　第2周　第3周　第4周　　　　　3月……

产后 **2** 个月
排毒减脂，不减母乳

2~3 个月　这样吃，边哺乳边瘦身

说起"哺乳期是否可以瘦身"这个话题，可能90%以上的哺乳妈妈都会说"不可以"。生活中很多哺乳妈妈为了保证宝宝的"粮食"，无论多想瘦身都要一忍再忍。其实，这是没有找到产后恢复身材的方法的缘故。只要新妈妈调整好饮食，做到哺乳与瘦身的平衡，瘦身和哺乳是可以共存的。

正确喝水，哺乳瘦身两不误

晨起1杯温开水

哺乳妈妈每天晨起后喝1杯温开水，不仅养生还能瘦身。夜晚在睡觉的时候，身体在排泄、呼吸的过程中消耗了体内大量的水分，在早上起床后，人的身体会处于生理性的缺水状态，所以早晨要及时补充水分。另外，早晨喝温开水可以帮助新妈妈将身体内的代谢物清除，还可以让皮肤变得更加光滑细腻，最重要的是，能促进乳汁的分泌。

每天喝水要适量

水分是乳汁中最多的成分，宝宝也要依靠妈妈的乳汁来补充水。哺乳妈妈饮水量不足时，就会使乳汁分泌量减少。由于产后新妈妈的基础代谢较高，出汗再加上乳汁分泌，需水量高于一般人，故应多喝水，但喝水量也不要过多，避免造成身体水肿。一般，新妈妈每天喝6~10杯水，每杯250毫升，就能补充每日所需的水分。

适量喝些汤品也能补水

新妈妈平时也可以适量喝些鸡汤、鱼汤、排骨汤等汤品来摄取水分，这样更有利于带出身体里面多余的水分，同时还能帮助新妈妈补充营养，促进乳汁分泌。但是汤品要清淡，不要加过多的盐，以免水钠滞留在体内。另外，如果当天喝了汤品，要适当地减少饮水量，以防止新妈妈摄入过多的水分而水肿。

喝水，你喝对了吗

正确饮水3原则

饮水应遵循少量、多次、慢饮的原则。把一口水含在嘴里，分几次徐徐往下咽，可以充分滋润口腔和喉咙，有效缓解口渴的感觉。

饮水的温度

饮用水的最适宜温度是20~30℃，这样的水温既不会因为太冷而刺激食管，也不会因为太烫而伤害消化道黏膜。

适时喝点淡盐水

口渴的时候或早上起床后喝点淡盐水，有助于缓解便秘。

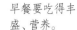

早餐要吃得丰盛、营养。

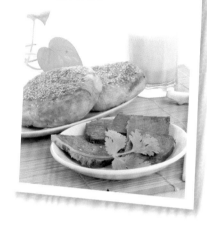

吃早餐就会胖？错错错

早上是最不容易感觉到饿的时候，稍微睡一睡就过去了，所以当开始控制饮食时，很多人最先选择的就是不吃早餐。部分正在瘦身的人还会认为，早餐营养过于丰盛，吃了更容易胖。然而，事实上不吃早餐是导致肥胖的重要原因。

营养学家研究了人体代谢特点发现，早餐是每个人一天中最不容易转变成脂肪的一餐，而且早餐营养的摄取需要为一天的能量需求打下基础，如果不吃早餐，只会令午餐前的饥饿感提前到来，并且令午餐吃得更多。这样一来，胃口变大，吃得更多，结果更多的热量转化成脂肪储存在体内。

其实，最合理的三餐配比应该是早餐、午餐和晚餐的比例为3:2:1，这能让你在一天内所吃的精华在体力最旺盛的时间内消耗掉，而且早餐的蛋白质摄入会延续到中午，午餐不必吃太多就会感觉饱了。

科学的早餐应该是低热能、营养均衡的，七大营养素一个都不能少，而且宜适当提高蛋白质的摄入，如一个煮蛋或者一份瘦肉或鱼肉等，这会保证哺乳妈妈一天的蛋白质需求量，而且可使午餐少吃。

一般情况下，早餐还要摄入足够的谷物，主食的量宜在150~200克之间，1个馒头或者1碗粥，或者小半碗糙米饭就能满足。再搭配凉拌藕片、素炒茼蒿等小菜，以及1杯豆浆，基本上可以为哺乳妈妈提供一天所需的能量，为乳汁分泌提供充足的保障。

催乳汤≠高脂肪、高热量

哺乳过程中，新妈妈需要从食物中至少摄入9196千焦热量，才能保证宝宝每天对乳汁的需求，所以传统的坐月子观念里，要求哺乳妈妈一定要多喝催乳汤。在人们的观念中，大补就是多吃，多吃高脂肪、高热量的食物，如猪蹄、羊肉、排骨等及其汤品。这些食物含有丰富的营养，但如果每天都吃，就容易造成营养过剩，再加上哺乳妈妈运动量少，多余的热量很容易转变成脂肪存储下来，变成体重。

其实，处在哺乳期的新妈妈可适当进补，但应避免多食、多饮高脂肪、高热量、高糖分的食物。此时，哺乳妈妈的饮食可以恢复到怀孕前一样的正常饮食，或者稍微增加蛋白质摄入即可。体重偏重的哺乳妈妈还应多吃些新鲜的蔬菜、水果，保证足够的维生素、膳食纤维和矿物质摄入。

适量食用排骨等高热量食物。

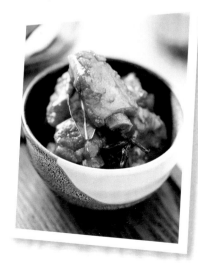

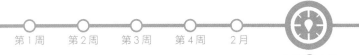

第1周　第2周　第3周　第4周　2月

产后 3 个月
每餐定时，少吃多餐

吃米饭不长胖

煮饭时加点油
在煮饭的过程中稍微加点油，可以减慢米饭的消化速度。

煮饭不要太软烂
软烂的米饭会加快肠胃的消化速度和餐后血糖反应，因此，煮饭前最好不要用水泡米，煮饭时，可以少放点水。

米饭最好当天吃完
平时煮饭不要太多，最好一次吃完，减少反复加热。因为米饭多次加热后，会变得更易消化，餐后的血糖反应也更高。

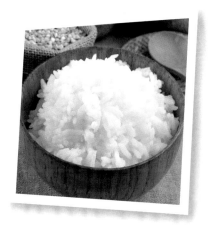

少吃多餐不长胖

饮食遵从少食多餐
提起减肥，在饮食上，哺乳妈妈肯定都是在做"减法"，想方设法地控制一天的进食量，结果越节制越饿，体重反而增加。从此时开始，不必遵从一日三餐，就像宝宝一样，饿了就吃，少吃多餐，反而能让人瘦下来。

一日六餐更瘦身
有研究显示，一日吃四餐以上的人，比一日三餐或少于三餐的人肥胖率降低了 45%。原来想要保持好身材，秘诀就是一日吃六餐！韩国的瘦身皇后郑多燕也是一日六餐呢。

哺乳妈妈可以一日三餐照样和家人一起吃，不过早餐、午餐和晚餐的进食量最好比以往减掉一半。这样做并不是让哺乳妈妈节食，而是将午餐和晚餐的量分开吃，一天中任何时候饿了都可以再吃一点，吃的东西也不必限制于米饭或者点心，像苹果、香蕉等水果，或者红薯、牛肉、饼干、牛奶、米糊等都可以。

每餐吃个八分饱
需要注意的是，新妈妈每餐都不要吃得太饱，吃八分饱就好了。这样一天都不会有很饥饿的感觉，也不会在一顿饭中因填不满的饥饿感而大吃特吃了。然后慢慢做到，在不饿的时候坚决不吃东西。这样有助于胃肠蠕动，加快食物的消化，进而加大热量的消耗。这种饮食习惯不利于脂肪囤积，身体慢慢就会瘦下去，并且容易变成不易胖的体质。

五谷杂粮饭助减肥
从中国人的饮食习惯来看，米饭、馒头等碳水化合物确实是长胖的罪魁祸首，所以很多减肥的女性都杜绝了食物中的主食，希望以其他食物来代替米饭，然而这种节食方法一点儿也不适合哺乳妈妈。

其实，米饭要吃对了，也可以起到减肥的效果。五谷杂粮相对于精制米面，其中所含膳食纤维大大增加，可以增加饱腹感，减少哺乳妈妈总热量摄入。

家人可以将谷物、豆类等与米面搭配起来熬成软饭或粥，来给哺乳妈妈食用。不过，哺乳妈妈也要注意，不宜食用太过粗糙、坚硬的食物，仍需以精制米面为主，以免影响消化。

每餐定时，瘦身更容易

科学合理的就餐时间，符合身体代谢的生活规律，能为身体新陈代谢助力，变成易瘦体质。营养专家推荐了最佳的用餐时间表，哺乳妈妈可以根据自己的生活规律，参考一下。

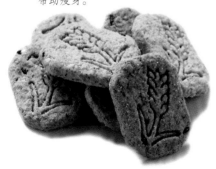

适量吃全麦饼干可帮助瘦身。

餐次	最佳时间	作用
早餐	7:00~7:30	此时胃肠道已完全苏醒，消化系统开始运转，这时吃早餐能高效地消化、吸收食物营养
午餐	12:00~12:30	中午 12 点以后是身体能量需求最大的时候，此时新妈妈需要及时补充能量
晚餐	18:00~18:30	晚餐如果吃得太晚，与就寝时间离得过近，食物消化不完就睡，不仅睡眠质量不佳，还会增加胃肠负担，也容易诱发肥胖，导致多种慢性病
上午加餐	10:30 左右	这时人体新陈代谢速度变快，大部分人往往会感到有些饿了，此时可以加餐来补充能量
下午茶	15:30 左右	下午茶要搭配合理，可以像正餐那样搭配，挑选两三种可以保证营养均衡的食物，如 5 块饼干配 1 杯牛奶，或者 1 块蒸红薯配小份沙拉。别担心下午茶会增加热量，这时候吃得好，晚餐就会吃得少了

有的哺乳妈妈在晚上可能会感到饿，如果想要瘦身，最好在睡前 4 个小时不要吃东西。哺乳妈妈可适当忍一忍，若实在忍不了，最好在 21 点之前吃，而且最好控制食量，宜选择流质食物，如牛奶、酸奶、蔬菜汁等。

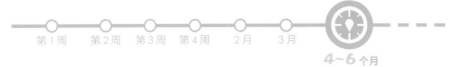

4~6 个月　这样吃，找回"S"形曲线不是梦

产后 4~6 个月是新妈妈瘦身的黄金时期，此时要是能在饮食上吃对，瘦身也就事半功倍了。但是这段时间，新妈妈容易出现便秘的症状，再加上产后 6 个月左右，月经会再次复潮，新妈妈也可能出现贫血的症状。因此在这段时间，饮食要以补血、防便秘、增强免疫力为主，再加上科学的运动，可以让新妈妈的身材慢慢恢复到孕前的"S"形曲线。

找对类型，减肥更容易

水肿型肥胖

一般来说，产后肥胖部分是水肿造成的。因为孕期膨大的子宫压迫下肢静脉，导致下肢静脉回流困难，影响新陈代谢。随着宝宝的出生，新妈妈身体的恢复，水肿情况逐渐得到改善，体重也会渐渐恢复。但有的新妈妈水肿虽得到改善，下肢代谢却变得缓慢，体重就不那么容易减轻了。而不良的生活习惯，如晚睡、不爱运动等也会导致水肿。

相对于其他类型的产后肥胖，水肿型肥胖不能通过节食等方式来进行减重。新妈妈可以多摄入具有排水、利尿作用的天然食物，如红豆、冬瓜、黄瓜、芹菜、白菜、苹果、柚子等来有效消除水肿。另外，新妈妈还要改正不良的生活习惯，做到早睡早起，适当运动，来提高新陈代谢，消除水肿。

胃成型肥胖

导致胃成型肥胖的原因可能是饮食习惯不健康，或者是摄入营养不均衡，这种情况需要从调节饮食结构来改善。很多新妈妈吃完饭后已经很饱了，但嘴巴却一直有想吃的感觉，这大多数是由于摄入营养不均衡导致的。

新妈妈首先要保证均衡的营养摄入，谷物、蔬菜、肉、牛奶、水果等各种食物都应适当摄入，不宜有所偏颇。哺乳妈妈可在三餐中增加食物种类的摄入，同时减少量的摄入。在饮食习惯上，要注意三餐要吃好，加餐可以食用酸奶和水果，或者酸奶与山药泥、土豆泥、坚果等，尽量避免吃膨化食品等零食。还要少吃高热量食物，控制碳水化合物的摄入量。

脾虚型肥胖

脾虚型肥胖常常发生在孕前就有脾胃问题的妈妈身上，她们孕期或哺乳期食欲都一般，但常常有便秘或腹泻症状，而且胃肠敏感，很容易有消化不良症状。新妈妈有脾虚症状也容易出现口味重，喜欢多吃的情况。

脾虚型肥胖需要健脾，适合多吃快速增加气血又不会产生赘肉的食物，比如山药、芡实、薏米、糯米、小米等。早餐可以适当吃山药薏米芡实粥，将薏米、芡实各 50 克分别打成粉，再取 50 克山药去皮后，切丁，与薏米粉、芡实粉一起熬煮成粥，天天食用，健脾效果明显。

脾胃虚弱的新妈妈要少吃寒凉食物，在进食富含蛋白质食物时应控制摄入量，在饱餐一顿后，可以再吃两片山楂片，以助消化。但需要注意的是，在调整脾胃的过程中，体重通常不会减轻，可能还会略有上升，但是别着急，继续调理脾胃，并配合每天 30 分钟的快步走运动，你会发现，体重虽然没有下降，但曲线却明显了。

混合型肥胖

混合型肥胖的新妈妈常常有胃成型肥胖和脾虚型肥胖两种特征，食欲好，胃口好，但常常出现便秘或腹泻问题，体重增长快。

此类型的新妈妈需要在饮食和运动等方面进行调整，既要保证营养摄入的全面、均衡，还要适当多吃些山药、黑豆、糯米、小米、土豆等具有健脾胃功效的食物。新妈妈可在每餐后散步 30 分钟，会大大提高新陈代谢率。

肝肾两虚型肥胖

肝肾两虚型肥胖的新妈妈常常有精神疲倦、畏寒怕冷、面色苍白的症状，而且容易出现腰膝酸软、无力情况，还伴随着便秘或腹泻等胃肠问题，多发生于大龄的新妈妈。

肝肾两虚会影响脂肪代谢速度，导致身体虚胖，需要增强肝脏以及肾脏功能，达到调节阴阳、疏肝益肾的作用。在饮食上，新妈妈可适当多吃一些有补肝益肾作用的食物，如山药、黑豆、黑芝麻、海参、核桃等，也可以在煮米饭时，适当加入以上食物，也会有较好的作用。

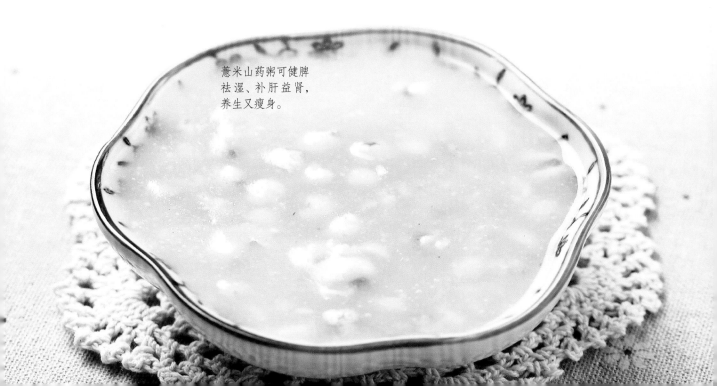

薏米山药粥可健脾祛湿、补肝益肾，养生又瘦身。

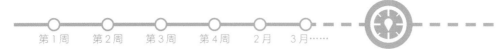

第1周　第2周　第3周　第4周　2月　3月……

产后 6 个月
补血防贫血，膳食纤维助瘦身

只吃一种主食不可取

产后新妈妈身体虚弱，肠道消化能力也弱，除了食物要做得软烂外，还应注意营养、多样。尤其是主食，新妈妈可以有很多选择，比如：小米粥可开胃健脾、补血健脑、助安眠，适合产后食欲缺乏、失眠的新妈妈；大米山楂粥可活血化瘀，可用于防治产后恶露不尽、瘀滞腹痛；糯米鸡蛋粥适用于产后体虚的新妈妈。主食多样化才能满足人体的营养需要，提高利用率，使营养被充分吸收，进而达到强身健体的目的。

减肥时也要注意这些

便秘时忌瘦身

产后水分的大量排出和肠胃失调极易引发新妈妈便秘，而便秘时不宜瘦身，应有意识地多喝水和多吃富含膳食纤维的蔬菜，如莲藕、芹菜等，便秘较严重时应及时到医院检查，遵医嘱进行调理。

贫血时忌瘦身

如果新妈妈在分娩时失血过多，会造成产后贫血，产后恢复较慢；而产后 6 个月左右，新妈妈可能会月经复潮，此时新妈妈也容易贫血。在没有解决贫血的基础上瘦身势必会加重贫血。所以，新妈妈若患有贫血，一定不能减肥，要多吃含铁丰富的食品，如菠菜、红糖、鱼、肉类、动物肝脏等。

忌盲目瘦身和吃减肥药

产后减肥不能操之过急，如果身体没有恢复好就急于瘦身，非常伤身，新妈妈必须格外注意。产后最需要调养身体，补充营养，绝对不可以不顾及自己身体强行减肥。运动减肥时要循序渐进，力度和强度也要循序渐进，难度也要根据自身的情况进行调整。此外，千万不能盲目吃减肥药瘦身，应该采取科学健康的瘦身方法。

怎样减重不反弹

提升基础代谢率

基础代谢率与体内肌肉含量呈正比，而肌肉的形成则依赖于蛋白质。

增加蛋白质摄入，提升肌肉在体重中所占比例，就能减重不反弹。

适量摄入蛋白质

一次性补充大量蛋白质通常没有效果。

除了人体吸收的部分蛋白质外，多余的蛋白质会随着尿液排出体外。

减重不反弹的饮食原则

以五谷杂粮饭代替白米饭，减少淀粉类食物的摄取。

以排骨代替猪肉，以新鲜水果代替果汁。

少吃油腻、高糖、高脂肪的食物。

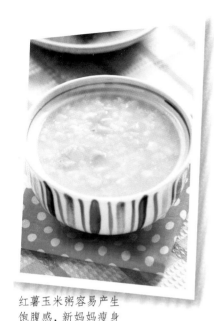

红薯玉米粥容易产生
饱腹感，新妈妈瘦身
可多吃。

增加膳食纤维的摄入量

膳食纤维容易产生饱腹感，还可以阻止人体过分吸收营养物质。这样会降低人体对热量的吸收，使人体有机会分解体内存储的脂肪。因此新妈妈在平日三餐中应适量摄入玉米、芹菜、南瓜、红薯、苹果和菠萝这些富含膳食纤维的蔬菜和水果，从而促进胃肠蠕动，帮助消化，降低胆固醇，减少脂肪堆积。同时，在吃蔬果时，可适当吃蔬果皮，瘦身又排毒。如在吃苹果时，可以不削皮，用盐搓洗表皮片刻，用水冲净后食用即可。

产后月经复潮要防止贫血

产后5个月到6个月，新妈妈的月经将逐渐复潮，但是也会出现腹痛、出血异常等产后月经不调的症状，让新妈妈劳心劳力。其实，新妈妈可以通过一些食疗的方法来调理身体，让月经尽快恢复正常。

新妈妈可多吃些丝瓜，丝瓜有通经络、行血脉、凉血解毒的功效，对调理月经很有帮助。此外，新妈妈还可以在煲汤时，加入适量的当归、益母草等中草药，帮助新妈妈调理月经。

如果新妈妈在产后月经复潮时，经血量大，则要防止贫血。可以多吃些富含铁元素的食物，如龙眼、猪肝、红糖等，这些食物都有补血的作用，能有效地帮助新妈妈预防贫血。

吃魔芋速瘦身

魔芋的主要成分是甘露糖，并含有多种人体不能合成的氨基酸及钙、锌、铜等矿物质，是一种低脂、低糖、低热、无胆固醇的优质食材。魔芋食后有饱腹感，可减少新妈妈摄入食物的数量和能量，消耗多余脂肪，有利于控制体重，达到自然减肥效果。魔芋是有益的碱性食物，如果酸性食物吃得过多，搭配吃些魔芋，可以使新妈妈体内酸碱度达到平衡，对健康十分有利。

竹荪可以减少脂肪堆积

竹荪洁白、细嫩、爽口，味道鲜美，营养丰富。竹荪所含多糖以半乳糖、葡萄糖、甘露糖和木糖等异多糖为主，所含的多种矿物质中，重要的有锌、铁、铜、硒等。竹荪属于碱性食品，能降低体内胆固醇，减少腹壁脂肪的堆积。新妈妈吃了既能补营养，又能缓解脂肪堆积的困扰。

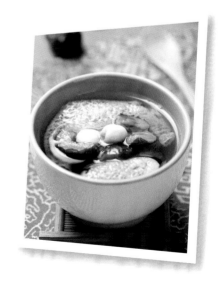

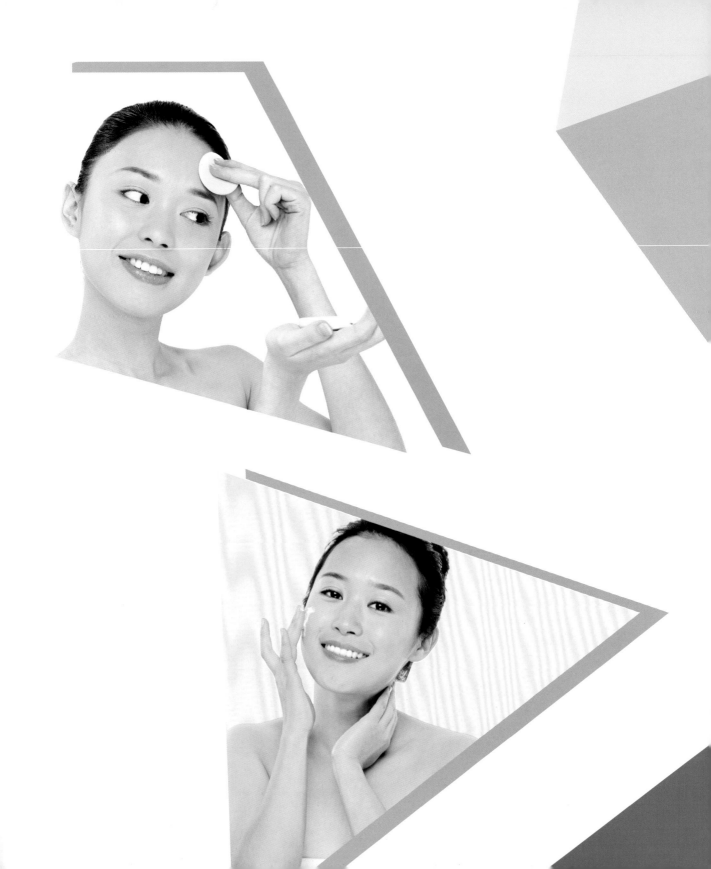

Part2
产后美容

　　产后由于体内激素的变化，给爱美的新妈妈带来了种种烦恼，脸上会出现痘痘、斑点，头发的发质也不如从前，变得脆弱、分叉、干枯等。再加上新妈妈忙于照顾宝宝，忽视了自身的保养，让新妈妈看起来没有了往日的风采。其实，新妈妈只要稍加保养，每天抽出几分钟打理自己，完全可以做一个漂亮出众的时尚辣妈。

保养皮肤，辣妈都是水做的

大多数新妈妈在分娩后，皮肤会变得干燥、松弛，整个人看起来都没有精神和活力。遇到这些皮肤问题，新妈妈不要着急，只要在平时多重视皮肤的保养和护理，就能帮新妈妈恢复孕前的水润肌肤。不过在保养和护理时，新妈妈最好根据自己皮肤的类型，选择适合自己的护肤方式，这样会事半功倍。

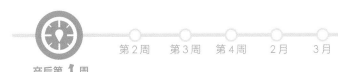

第2周　第3周　第4周　2月　3月

产后第 **1** 周

月子期间也能刷牙、洗脸

1~4 周　皮肤基础护理

很多人认为，新妈妈在月子期间不能洗脸、不能洗头、不能洗澡，甚至连牙都不能刷。因此新妈妈的各种肌肤问题也如期而至：肌肤敏感、皮肤暗黄、起痘痘等。月子不能洗漱的老观念是时候改变了，其实新妈妈在月子期间进行基础的皮肤护理，可以让新妈妈的皮肤更加白皙、水润，告别"黄脸婆"。

产后也要刷牙

"月子期不能刷牙" 不科学

旧习俗说"新妈妈在坐月子时，不能刷牙漱口"，从医学角度来看，这种说法毫无科学根据。坐月子不刷牙、不漱口，会给新妈妈和宝宝的健康带来危害。

新妈妈在月子里一定要刷牙、漱口，因为在孕期牙齿就已面临很多健康问题，变得脆弱。如果月子期间不刷牙、不漱口，那么口腔内细菌会大量繁殖，食物的残渣经过发酵、产酸会腐蚀牙齿，导致各种牙齿疾病，如龋齿、牙周炎、齿龈脓肿等。

此外，由于孕期雌激素的分泌旺盛，导致毛细血管扩张，会让本来就有炎症的牙龈变得更糟。因此，要更加注重月子期间口腔的清洁和护理。

产后刷牙有讲究

产后前 3 天采用指漱。指漱就是把食指洗净或在食指上缠上纱布，然后把牙膏挤于手上，用手指充当刷头，像正常刷牙一样在牙齿上来回、上下擦拭，最后再用手指按压齿龈数遍。

产后第 4 天可使用牙刷刷牙。新妈妈最好选用软毛牙刷，使用时不会伤害牙龈。刷牙动作要轻柔，宜采用"竖刷法"。

刷牙最好用温开水。产后新妈妈身体较虚弱，对寒冷刺激较敏感，宜用温开水刷牙，以防对牙齿及牙龈冷刺激过大。早晚各刷 1 遍，每次吃完东西要及时漱口。

产后刷牙的方法

不要用横刷法

这种刷法会使牙龈出血，引起牙龈炎。

横刷法会使牙齿缺损，造成牙齿酸痛。

正确的刷牙姿势

先从牙齿外侧刷起，再刷内壁，牙刷和牙齿成 45°，使牙刷振动式运动。

从牙根刷起，然后全牙，刷牙时间不少于 3 分钟。

养成良好的刷牙习惯

要坚持早晚刷牙、饭后漱口的好习惯。

刷牙不要用力，轻轻刷即可。

牙刷最长使用3个月后要进行替换。

第1周　　　　　第3周　第4周　2月　　3月

产后第 2 周
掌握皮肤类型、护肤更简单

不同皮肤类型的特点

中性皮肤 pH 在 5.0~5.6 之间，它是健康的理想皮肤，表现为不油腻、不干燥、皮肤富有弹性、看不到毛孔、肤色红润有光泽，不容易老化、对外界刺激不敏感。油性皮肤大多油脂分泌旺盛，额头、鼻翼有油光，毛孔粗大，触摸有黑头，肤质厚硬不光滑，外观暗黄，受紫外线照射，极易出现痤疮、粉刺等。干性皮肤最明显的特征是皮脂分泌少，皮肤干燥、缺少光泽，毛孔细小而不明显，并容易产生细小皱纹，毛细血管表浅，易破裂，对外界刺激比较敏感，皮肤易生红斑。

不同皮肤类型的护理方式

中性皮肤的护理

中性皮肤的保养重点就是要随着季节的变化来选择适当的护肤品。夏季一般选用乳液型护肤品，以保证皮肤的清爽；秋冬季可以选用油性稍大的护肤霜或护肤膏，防止皮肤干燥。早上在清洗完脸部后，可用收敛性化妆水收紧皮肤，涂上面霜；晚上洁面后，用霜或乳液润泽皮肤，使之富有弹性。

油性皮肤的护理

油性皮肤的保养重点就是时刻保持皮肤的清洁，调节油脂分泌。油性皮肤的新妈妈可以选择洁净力强的洁面乳，一方面能清除油脂，一方面能调整肌肤酸碱值。洗脸时，将洁面乳放在掌心上搓揉起泡，仔细清洁脸部和"T"字区，然后用清水冲洗。洗脸后，可使用收敛性化妆水，以抑制油脂的分泌。

干性皮肤的护理

干性皮肤保养最重要的一点就是保证皮肤有充足的水分。首先在选择清洁护肤品时，可选用对皮肤刺激小的含有甘油的洁面产品，也可只用清水洗脸，以免抑制皮脂和汗液的分泌，使皮肤更加干燥。洁面后，应立刻使用保湿性的化妆水或乳液来补充皮肤的水分。睡前可用温水清洁皮肤，然后按摩 3~5 分钟，以改善面部的血液循环。

饮食也能护肤

中性皮肤的新妈妈

饮食要注意补充皮肤所必需的维生素和蛋白质。

适当多吃水果、蔬菜、牛奶、豆制品等。

油性皮肤的新妈妈

每周可用酸奶敷脸 1 次，能调节油脂分泌。

饮食应避免吃动物油及辛辣食物，多吃水果和蔬菜。

干性皮肤的新妈妈

饮食要注意选择一些脂肪、维生素含量高的食物，如鱼类、牛奶、鸡蛋、猪肝、香菇、南瓜及新鲜水果等。

轻松选择产后护肤品

很多新妈妈在产后不敢用护肤品，怕护肤品中的有害化学物质会伤害宝宝。其实产后新妈妈更需要护肤，因为产后皮肤会出现干燥、暗沉、长斑、敏感等问题，这就要新妈妈加强护理，使皮肤变得更好。如果此时对皮肤"坐视不管"，皮肤会越来越差，成为"黄脸婆"也是必然的。

产后，新妈妈只要做基础护肤，即清洁、补水、保湿就可以了。在护肤品的选择上，新妈妈尽量选择成分简单的纯植物、无添加的护肤品，因为这类护肤品中含有植物本身的成分，质地比较温和，对皮肤的刺激性相对较小。此外，新妈妈还可以选择温和的弱酸性护肤品，弱酸性更接近皮肤的 pH，并且安全无刺激，能杀菌消毒、控油保湿。如果新妈妈还是担心，可以选择孕产妇专用的洁面、护肤产品。

精油类和水杨酸类的产品慎用

精油是从草本植物中所提取的芳香物质，不同的植物精油对人体也有不同的益处。但是有些精油浓度较大，渗透性极强，会渗透到血液中，参与人体的血液循环，对身体和宝宝有一定的影响。因此产后对于含有精油类的护肤品，新妈妈要慎用。如果护肤品上写明了"孕妇、婴幼儿慎用"的更不要用。

含维 A 酸的护肤品能促进皮肤细胞分化，保护皮肤中的胶原，有效祛皱。但它的副作用很大，有致畸危险，因此无论是孕期还是产后，都要避免使用含有维 A 酸的护肤品。

水杨酸有消炎、治疗痤疮、溶解角质层的作用，然而如果长时间大量使用，会导致皮肤变得敏感和红血丝增多，市面上很多名为醒肤、换肤的护肤品中都含有水杨酸，新妈妈购买时要慎重选择。

护肤品也需要依季节更换

随着季节的更替，皮肤也会做出相应的变化。例如夏天皮肤爱出油，秋冬皮肤干燥脱皮。此时就需要新妈妈根据季节的变化而适时更换护肤品。夏季皮脂腺分泌较旺盛，可以选择质地清爽的乳液类、凝胶类，出油严重的新妈妈可以在"T"字区使用控油产品。而冬季皮脂腺分泌较弱，皮肤干燥，可以选择保湿效果好的霜类。

此外，还要注意护肤品的最佳使用时间。洗完澡后是使用护肤品的最佳时间，此时皮肤新陈代谢旺盛，吸收效果最好。而像面膜这类的，最好在洗澡前敷上，因为洗澡时的蒸汽会帮助皮肤吸收面膜中的营养成分。

新妈妈要慎重使用精油。

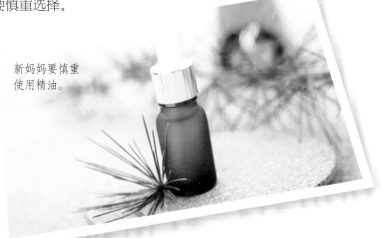

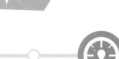

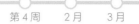

产后第3周

洗个澡，皮肤更清爽

产后洗个澡，清爽坐月子

坐月子也能洗澡

传统观念认为"月子里不能洗澡"，如果在月子里洗澡，就会使风寒侵袭体内，并滞留于肌肉和关节中，导致气血不通、身体关节痛。而这种传统观念和过去的生活条件有关，那时没有取暖器，卫生条件也很差，再加上新妈妈产后身体虚弱，在那种环境下洗澡很容易着凉或感染。可如今生活条件与以往不可同日而语，能够为新妈妈提供良好的设施和环境。因此，应该打破那些不利于新妈妈恢复的传统习俗。

产后洗澡的好处

产后及时清洁身体具有活血、行气的功效，可帮助新妈妈解除分娩时的疲劳，保持舒畅的心情；还能促进会阴伤口的血液循环，加快愈合；使皮肤清洁干净，避免皮肤和会阴伤口发生感染；加深产妇睡眠、增加食欲，使气色好转。因此，月子里及时洗澡对新妈妈的健康十分有益。如果会阴部没有伤口，只要疲劳感一消除就可开始洗浴。此外，与不洗澡的新妈妈相比，产后洗澡者皮肤清洁，会阴部或其他部位感染率较低。

什么时候可以洗澡

产后什么时候可以洗澡是新妈妈非常关注的。顺产的新妈妈在分娩后5~7天便可开始洗澡，但不应早于24小时。产后初期新妈妈身体非常虚弱，不能站立洗淋浴，可采取擦浴，待身体恢复后，再采取淋浴的方式洗澡。剖宫产和会阴侧切的新妈妈应视伤口恢复情况而定，最早也要在2周后开始洗澡。

只要注意方式、方法，坐月子也能洗澡。

产后洗澡注意事项

要采取淋浴

洗澡一定要采用淋浴，千万不要盆浴或坐浴。

淋浴可避免细菌进入阴道引起感染，诱发炎症。

做好保暖工作

浴室温度要适中，夏天常温即可，冬天在26℃左右。

洗完澡后尽快擦干水分，及时穿上御寒的衣服后再出浴室。

洗澡的时间和温度

每次洗澡的时间不要过长，以5~10分钟为宜。

水温冬天保持在35~37℃，夏天保持在33~35℃。

夏季洗澡这样做

夏季天气炎热，加上产后大量出汗，新妈妈身上总是汗淋淋的，很不舒服，因此要经常洗澡。如果是顺产，产后 5~7 天新妈妈就可以淋浴了，以免身上起热痱。即便是夏季，新妈妈洗浴的水温也不可过低，否则会反射性地引起呼吸道痉挛，导致感冒。而且，产后新妈妈皮肤的毛孔全部张开，身体受冷也易引起肌肉和关节酸痛。新妈妈夏季洗澡时，水温以 35℃ 左右为宜，洗后尽快擦干，以免受凉。

冬季洗澡这样做

如果新妈妈在冬季坐月子，洗澡之前最好将浴室内的温度保持在 26℃ 左右。洗澡时，特别要注意水温适宜，最好在 35℃ 左右，严防风寒乘虚而入。洗浴时间不要过长，以 5~10 分钟为宜。洗澡时避免大汗淋漓，因为出汗太多易致头晕、胸闷、恶心欲吐等。洗头时可用指腹按摩头皮，洗完后及时擦干，再用干毛巾包一下，避免头发挥发湿气时带走大量热量。

明星们推崇的姜浴究竟好不好

不少女明星产后纷纷采用姜浴的方法瘦身，声称姜浴可以出很多汗，能加速水肿的消退。随之还能排出身体中的湿气和寒气，最重要的是还能瘦身、美容，使新妈妈血液畅通，面色红润。因此，很多新妈妈都纷纷效仿。

其实，姜浴也是出汗、排毒的一种方式，如果新妈妈身体恢复得不错，可以用老姜煮水 2 个小时，用多块大毛巾蘸热姜水后从头裹住全身，按摩头部、肩部、腰部，背部可揉搓，反复多次，姜浴不仅适用于产后新妈妈，同样也适合阴天下雨有关节痛旧患的人。

不过，新妈妈在家里姜浴要特别注意保暖，一定要保证门窗关严，别受寒、受风。另外，体质比较虚弱的新妈妈不适合姜浴，以免引起头晕、胸闷等症状。

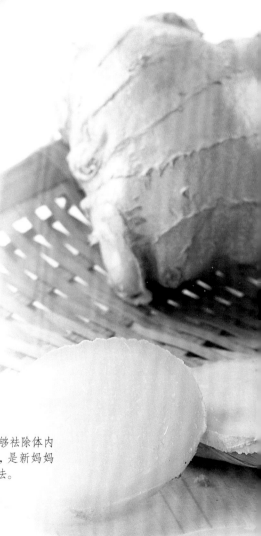

用生姜水洗浴能够祛除体内湿气，排毒养颜，是新妈妈产后美容的好方法。

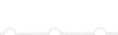

第1周　第2周　第3周

产后第 4 周
按摩面部，"按"走坏脸色

2月　3月

按摩可令皮肤
更加紧致。

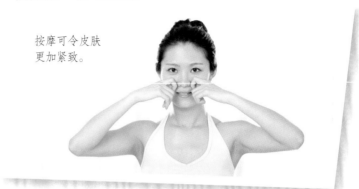

按摩前要注意这些

准备阶段

首先要剪短指甲并彻底清洁指甲。

指甲过长或指尖粗糙，容易损伤皮肤。

准备的物品

天然植物成分的保湿乳液。

洁面后先涂抹化妆水，然后将乳液涂抹于脸部和颈部。

注意事项

按摩前将两手揉搓，使手掌温度接近皮肤温度。

按摩时力度要适中，每天按摩15~20分钟即可。

切记不能用力过猛，以免伤害皮肤。

面部按摩美肤法

产后，由于新妈妈体内激素的改变，使新妈妈的双颊逐渐松弛，眼角和嘴角也出现了细纹，皮肤也比之前粗糙了不少，有的新妈妈还会被斑点和痘痘所困扰。由于还处于哺乳期，有特定疗效的护肤品也不敢用，怕影响宝宝健康。其实定时对面部进行按摩，是产后最健康的美肤法，按摩不仅能帮助皮肤吸收营养成分，还可以促进面部血液循环，帮助皮肤完成代谢，让皮肤紧实干净。

如何进行面部按摩

按摩的效果

坚持定时对面部进行按摩，可以使新妈妈的脸型变小，呈现出美丽的"V"字脸；还可去除面部的水肿，使五官变得立体；能够帮助皮肤排毒，皮肤会变得晶莹剔透、容光焕发；同时那些所谓的痘痘、黑斑等皮肤问题也会迎刃而解。

采用穴位经络按摩

面部按摩最好采用穴位经络按摩法，分为按、揉、拍、摩等多种手法。而穴位经络按摩分为两个过程，第一个过程要舒缓穴位。通过穴位经络的按摩，可以起到疏通经络、调和气血、排除面部毒素和代谢产物、舒缓面部僵硬肌肉的功效。

第二个过程就是疏通阻塞的淋巴腺，淋巴含有营养成分和代谢产物，如果淋巴循环受阻的话，代谢物无法排出，就会使脸部水肿。如果用按压的方式疏通阻塞的淋巴腺，不仅可以缓解疲劳，还能消除脸部水肿，排出多余水分和毒素。

按摩三部曲，小脸最当道

产后，很多新妈妈的脸会变得肉乎乎的，脸看起来大大的。想想昔日的小脸，心里未免失落。其实，脸形是可以通过按摩刺激脸部肌肉来改变的。新妈妈可以针对脸部肌肉按以下方法给予按摩，使肌肉柔软、体内循环畅通，达到瘦脸目的。

新妈妈每天早晚洁面后做这套动作，可畅通淋巴循环，改善脸部轮廓。坚持按摩面部，不但可以使脸变小，还可使面部肌肤柔亮光滑。最重要的是，这是天然瘦脸美肤法，效果比使用那些昂贵的化妆品要好很多，所以想做个小脸美人一定要坚持按摩。

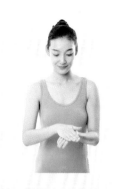

1. 将手掌搓热，在额头、眼睛、两颊由中间（眼睛内角）向两侧（眼尾）稍稍用力地一下下按压，至耳后。

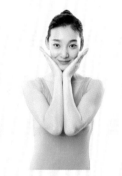

2. 双手掌心托住下巴，双手轻沿两边用力向上承托颧骨。

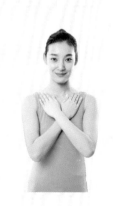

3. 双手相叠，缓慢用力按压锁骨。

消除黑眼圈的按摩手法

有时候半夜宝宝饿了，便哭闹着要吃奶，新妈妈不得不忍住自己的困意，起身喂宝宝吃奶。因为睡眠不足会引起新妈妈血液循环受阻，时间久了就会产生黑眼圈。每当早上照镜子时都会看到大大的"熊猫眼"，新妈妈不要为此着急。首先在充分补充睡眠的同时，按照下面的方法进行按摩，为眼睛提供充足的营养，刺激眼周和眼尾来促进血液循环。

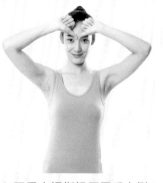

1. 双手大拇指轻压眉毛内侧边缘凹陷处（攒竹穴）3秒钟，重复10次。

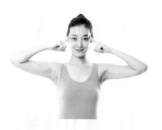

2. 用双手食指轻压太阳穴3秒钟，重复5次。

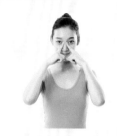

3. 用双手食指轻压眼部内侧，即内眼角稍上方凹陷处（睛明穴）3秒钟，重复10次。

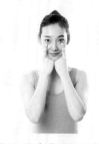

4. 用双手食指轻压瞳孔直下方（四白穴）3秒钟，重复10次。

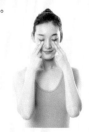

5. 然后将双手食指和中指并拢置于眼眶下突出的骨头上，轻压3秒钟，重复3次。

眼角鱼尾纹也能"按"走

　　产后，由于肌肤缺水，有些新妈妈在照镜子的时候会发现眼角长出了细纹，这就是所谓的鱼尾纹了。鱼尾纹是看上去衰老的"罪魁祸首"，新妈妈不要为此烦恼，不妨在细纹刚刚产生时就将其"扼杀"，只要坚持以下的按摩法，用刺激侧头筋的方法促进血液循环，久而久之，肌肤也会因此而重获弹性，使皱纹淡化。

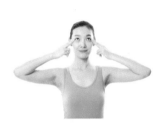 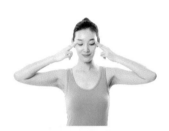 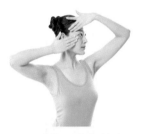 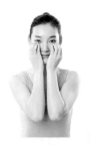

1. 取适量乳液，将乳液由内向外涂匀全脸；用双手食指和中指以斜线方向按摩太阳穴，重复10次。

2. 用双手食指和中指按压太阳穴，并以此来放松眼角外侧的肌肉，重复5次。

3. 将双手食指和中指放在眼尾处（瞳子穴），以螺旋状的手法按摩至头发与前额的分界线，重复5次，反方向亦是如此。

4. 最后将双手手指并拢着放在眼底，轻轻敲打眼周即可。

再见！痘痘

　　新妈妈身体内的各种激素分泌量会增加，容易出汗、出油；而睡眠无规律、精神压力大，易引发新妈妈内分泌失调。再加上有些新妈妈心情不好，这都增加了长痘痘的可能性。除了要多喝水，促进身体的新陈代谢外，还要注意面部的清洁，睡前一定要用温水洗脸。另外，教给新妈妈一套简单的面部按摩操，让新妈妈告别痘痘。

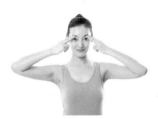 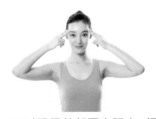 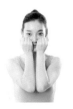 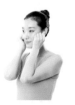

1. 双手食指和中指放在眼眉两侧。

2. 对眼眉前部至太阳穴，间隙大约为1厘米，给予均匀地按压。

3. 双手轻轻握住，并放在鼻子两侧。

4. 从鼻子两侧向面颊和耳朵下面推拿。此套动作重复3次。

排毒、消肿的面部按摩

　　产后，新妈妈的内分泌失调，体内滞留了很多水分，如果不能及时排出，就会造成新妈妈面部甚至全身水肿，而无法规律睡眠也使得水肿加重。还有很多肌肤问题都是因为体内的毒素和水分无法排出造成的。新妈妈可以试试下面的按摩方法，每天10分钟，帮助面部排毒、消肿，让肌肤恢复透亮。

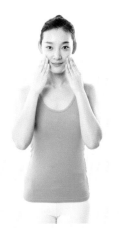

1. 取一元硬币大小的乳液，将乳液由内向外涂匀全脸；以四指指尖按压鼻侧至耳珠之间的面颊肌肉。

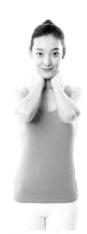

2. 以前手掌由下至上轻轻按摩颈部，力度不要太大。

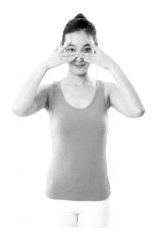

3. 以指尖由鼻头往上推至眉心，然后由眉心滑动至太阳穴数次，再按压太阳穴3秒。

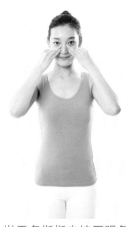

4. 以无名指指尖按压眼角3秒，然后从眼角滑动至眼尾，再返回眼角。

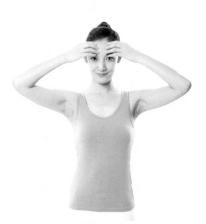

5. 以无名指指尖用打圈的方式，由眉头出发按摩至太阳穴，并在太阳穴按压3秒，有助舒缓眼肿。

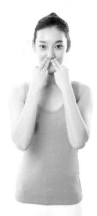

6. 将中指及无名指放在下巴中央，沿唇边滑动至人中位置，再由人中位置打横滑动至耳边，按摩耳珠后的穴位。

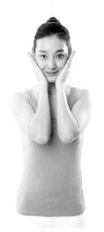

7. 以掌心紧贴下巴，然后沿着腮部的轮廓由下至上往耳边拉提及滑动。

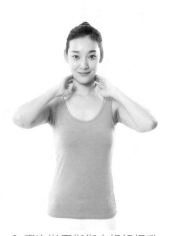

8. 再次以四指指尖轻轻提升颈部肌肤，最后按摩腮部至锁骨位置，将毒素从面部带走。

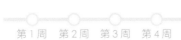

第1周　第2周　第3周　第4周　　　　　　第6周　第7周

产后第 5 周
定期去角质，皮肤更细腻

5~8 周　美肌养出来

新妈妈在经过前 4 周的皮肤基础护理，不知道那些恼人的皮肤问题是否有所改善？不管是否有成效，新妈妈都要坚持护理，这样离美丽才会又近了一步。而这个阶段，新妈妈除了做基础的护理之外，还要注重皮肤的保养，去角质、保湿、缩小毛孔，一个都不能少。不要觉得麻烦，这些步骤可以帮助新妈妈养出美肌来，恢复以前细腻、娇嫩的肌肤。

去除角质，有讲究

角质到底该不该去

皮肤的角质对皮肤起保护作用，产后皮肤较弱，容易过敏，很多新妈妈纠结是否要去角质，怕去角质以后会加重皮肤问题，使皮肤更加糟糕。其实，产后是可以去角质的。因为孕期和产后，新妈妈体内激素变化，这就使角质层堆积过多，此时的皮肤不但无法吸收护肤品，还会使皮肤更加干燥粗糙，面色也会变得暗沉。因此，新妈妈在哺乳期也要定期去角质，一般半个月去一次角质即可，记得去除角质后要及时为皮肤做好保湿工作。

面部这样去角质

面部去角质要在清洁面部以后，先从鼻头开始，将去角质产品在指尖微微揉匀，从鼻翼两侧揉搓打圈。接着是容易角质堆积的下巴，用手指关节处按压下巴两侧及淋巴。然后是额头，额头容易长痘痘，采用从眼角向额头，再由额头回到眼角，来回打圈。最后是敏感的脸颊，轻轻带过即可，要注意避免用力过猛和使用颗粒粗糙的去角质产品。去角质后要涂抹化妆水和乳液。

身体这样去角质

身体去角质一般在洗澡时进行，先用温热的水冲洗身体，让毛孔张开，而此时也是角质层最软的时候，然后用去角质产品涂抹在粗糙、干燥的部位，按照脚底、脚跟、脚踝直至身体的顺序，以画圈的方式轻轻揉搓数分钟，再用温水冲洗干净，就能发现皮肤变得光滑透亮、细微纹路也减少了许多。去角质后，别忘了涂抹身体乳，为皮肤补水。

去角质需要注意什么

有皮肤问题不能去角质

如果有脱皮、晒伤、脓疱、破损、湿疹等皮肤问题时不能去角质，防止感染和传染，如果有痘痘要避开痘痘去角质。

去角质不要过于频繁

太频繁去角质，会让皮肤角质层变薄，从而降低抵御外界伤害的能力。一般半个月去一两次角质即可。

去角质产品的类型

磨砂型

磨砂膏、磨砂洗面奶、洗颜泥、磨砂粉、洁面刷、洁面海绵等都属于磨砂型。质地是霜膏状或泥状，其中含有小颗粒，这些小颗粒在按摩皮肤的时候可以帮助清除角质。购买时要选择颗粒较细腻、圆润、富有弹性的。在使用时，注意一定要先洁面，然后再用磨砂型产品在脸部或身体上轻轻按摩，按摩时千万不要太用力，2分钟即可。这种去角质的方法相对简单、安全，但是却不温和，会损伤皮肤。

护肤型

面膜、化妆水、美容液、乳液等都属于护肤型。质地呈液状、乳液状、膏状、泥状或胶状，有些产品也含有细小颗粒。洁面后，只需要将这类产品涂抹于面部，10~15分钟后，手指轻搓，用温水洗去即可。这类产品大多含有果酸和水杨酸。果酸具有水溶性，可以出色完成皮肤表面去角质的工作。水杨酸具有脂溶性，能渗入毛孔，带走角质。但这两种物质属于化学物质，对皮肤的刺激性较大，新妈妈要慎重选用。

酵素型和凝胶型

凝胶、凝露、啫喱等都属于凝胶型，质地为胶状。而一些洁面产品中含有酵素，质地为膏状。这两种类型相对去角质效果要弱，但却很温和，比较适合新妈妈使用。主要是提取蛋白酶或酵素来溶解同是由蛋白构成的皮肤角质。使用前，要进行敏感测试。使用时，用温水洁面，最好用温毛巾敷脸，然后再使用去角质产品。

根据肤质去角质

油性皮肤

油性皮肤出油多，角质较不易脱落，容易使毛孔堵塞、肤色暗淡。可每周使用一两次去角质产品。而磨砂型、护肤型、酵素型等去角质产品比较适合油性皮肤。

中性皮肤

中性皮肤为健康皮肤，一般建议每周在较油的部位去角质1次即可。对于去角质产品的选择也没有特定的限制，任何一种去角质产品都可以，但不适合溶解角质太强的成分，否则容易使皮肤变干燥。

干性皮肤

干性皮肤一般会呈现出成熟老化的感觉。如果皮肤干燥、长黑斑要避免去角质，否则皮肤会更干燥，斑点会更明显。可以针对局部常冒粉刺、出油的地方去角质，每2周使用1次即可。产品类型建议使用护肤型或酵素型，但最好选择有滋润作用的。

敏感性皮肤

凝胶型和酵素型最适合敏感性皮肤去角质。因为敏感性皮肤非常脆弱，皮肤酸性保护膜易遭到破坏，使用刺激性大的产品，更容易使皮肤敏感。因此去角质不宜频繁，1个月1次即可。

青春痘皮肤

去角质时要避开青春痘，以免刺激伤口。1周一两次即可。建议使用护肤型和酵素型，最好选择含有大量维生素成分且具有平衡油脂功效的产品。

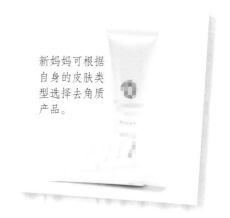

新妈妈可根据自身的皮肤类型选择去角质产品。

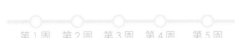

第1周 第2周 第3周 第4周 第5周 第7周

产后第 6 周
皮肤也要"喝足水"，保湿很关键

产后不做"干"妈妈

产后，新妈妈的消化系统也会发生特殊的变化。胃液中的盐酸分泌减少，胃肠道的肌张力及蠕动能力减弱；皮肤的排泄功能变得极为旺盛，特别爱出汗；再加上每天都要给宝宝哺乳，这些都会消耗新妈妈体内大量的水分，如果不及时补充水分，新妈妈不仅身体吃不消，皮肤也会出现干燥、细纹等问题。

"补水"从生活中开始

让身体"喝饱水"

新妈妈要多喝水。水分的补充有助于缓解疲劳、排泄废物、使乳汁充足。而说到补水，通常会想到多喝水。但是单纯地喝白开水，水分更容易流失。此时不妨在白开水中加入少许盐，这样水分就不会那么容易流失了。在早上的时候喝杯温热的淡盐水，还可以促进新妈妈的肠胃蠕动，帮助身体排毒。而到了晚上则要喝蜂蜜水，这不光是补充水分的好方法，也是养生、延缓衰老的良方，一举两得。

生活习惯防干燥

在生活习惯上，新妈妈要保证充足的睡眠，睡眠正常也利于身体内分泌的正常，帮助身体排毒，使皮肤健康、水润。洗澡、洁面时，水温不要过热，水温保持在37~40℃为宜，如果水温过热容易洗去皮肤表层的油脂，加重皮肤的干燥感。沐浴后要涂抹身体润肤乳，洁面后可以敷个保湿面膜，使皮肤保持水分。

饮食也能补水

多吃水果和蔬菜

水果、蔬菜要选择富含膳食纤维的，可以加速新陈代谢，排毒养颜。

选择富含维生素 C 的水果和蔬菜，能增加细胞膜的通透性，使肌肤美白细腻。

猕猴桃、橙子、香蕉、苹果、莲藕、芹菜等，新妈妈可以适量多食。

少吃刺激性和热性食物

这类食物不易消化吸收，还容易刺激皮肤，引起皮肤水分失衡，使皮肤干燥、无光泽。

辣椒、花椒、大料、桂圆等都不宜多吃。

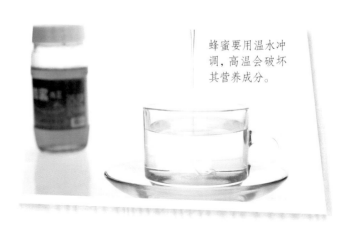

蜂蜜要用温水冲调，高温会破坏其营养成分。

敏感肌要小心补水

新妈妈如今已经知道，无论何时，保湿补水的工作都是相当重要的。在保湿补水产品的选择上，要以天然植物成分的为主，还要选择温和无刺激的。当然，如果是孕产妇专用的保湿产品就更加理想了。

如果新妈妈的皮肤特别敏感，在选择护肤产品上就要小心应对了。因为哺乳期皮肤的敏感是由于激素水平失衡造成的，当然也不排除有其他过敏源，这需要新妈妈自己体会。如果孕期和产期皮肤一直都没有出现过敏，而突然变得敏感，这就需要新妈妈注意是否接触过什么过敏源，或者是否使用了含有酒精的护肤品。

一般情况下，过敏是可以使用含有胆固醇、脂肪酸、神经酰胺的保湿产品，这几种成分可以修复脂质屏障，让过敏受损的皮肤恢复健康。尽管这几种成分比较安全，但有些新妈妈看到化学名就开始排斥，担心会给宝宝带来影响和伤害。如果新妈妈实在不放心，可以试试下文介绍的生活中的纯天然保湿方法，安全、健康，效果一点儿也不逊色。

生活中不可不知的保湿方法

橄榄油保湿法

洁面后，新妈妈可以倒五六滴橄榄油于掌心，搓热后均匀地涂抹在面部，并加以按摩，帮助皮肤吸收橄榄油。之后再用热毛巾敷脸，使毛孔扩张，让皮肤充分吸收橄榄油，帮助皮肤补充水分，让皮肤湿润，并且橄榄油还有延缓衰老、增强皮肤弹性的功效。

使用含有燕麦成分的保湿产品

提到燕麦，新妈妈会想到，燕麦不是吃的吗。实际上，有研究人员发现，燕麦具有保湿的功效。这是因为燕麦中的燕麦肽、燕麦蛋白、燕麦 β-葡聚糖、燕麦油等营养成分，不仅有优秀的保湿功能，还有出色的抗敏感能力。此外，燕麦在抗氧化、延缓衰老、美白祛斑、增加皮肤弹性等方面也有不俗的表现。而燕麦是纯天然的植物，它的安全性值得信赖，也因此常被医生推荐为"孕妇、产妇的保养圣品"。

天然的苹果泥面膜

苹果含有的维生素 C 能够抑制黑色素的产生，而其中丰富的水分和保湿因子可以有效保证皮肤的水嫩清爽，另外，苹果所含的果酸则能让毛孔更通畅；膳食纤维能让肠道更健康，缓解便秘，排除毒素。因此，苹果无论食用还是外敷，都有很好的美容作用。新妈妈可以在家自制苹果泥面膜，不仅能去除角质，还能补水保湿。做法是：将 1/3 个苹果切成片，然后捣成泥，将苹果泥均匀地敷在脸上，15 分钟后用温水清洗干净即可。

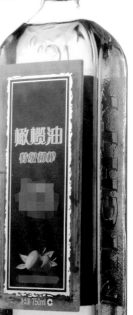

孕妈妈可以用橄榄油替代保湿产品，安全无刺激。

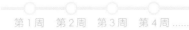

第1周　第2周　第3周　第4周……　　　　　　第8周

产后第 **7** 周
"缩小"粗毛孔，恢复细腻皮肤

毛孔粗大怎么吃

适度喝水

新妈妈每天都要补充充足的水分（一般每天8杯水即可满足所需），以保证皮肤水油平衡，缓解毛孔粗大。

少喝饮料，保护皮肤。

多吃富含维生素C的食物

维生素C抗氧化，能加速黑色素的排出，抑制毛孔粗大。

应多吃薏米、白菜、草莓、猕猴桃、柠檬等谷物和蔬果。

胶原蛋白使皮肤更细腻

胶原蛋白可以减缓皮肤衰老，让皮肤更细腻，远离毛孔粗大。

猪蹄、鱼皮、鸡爪中含有胶原蛋白，新妈妈可适量吃些。

产后毛孔为何会粗大

产后毛孔粗大，大多是因为皮肤油脂分泌过多造成的，如果新妈妈本身就属于油性肤质，则更容易产生毛孔粗大的问题，但这并不表示毛孔粗大的就是油性皮肤。另外，湿度及温度的升高也会使皮肤温度上升，带动皮脂分泌，这也是为什么夏季毛孔比冬季扩张得大的原因。

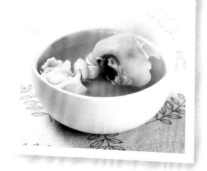

猪蹄富含胶原蛋白，不仅美容还能催乳。

对付粗毛孔，不做"毛孔星人"

充足睡眠赶走粗毛孔

要想皮肤状态好首先要避免熬夜，保持充足的睡眠。如果新妈妈为了照顾宝宝，把完整的睡眠弄得"乱七八糟"，体内的激素就会失调，皮肤也会随之变差。因此，新妈妈要根据宝宝的作息时间调整自己的睡眠时间，利用一切时间补个觉。

坚持护理

毛孔粗大更需要新妈妈坚持护理，每天认真做好洁面工作，定期去角质，夏天油脂、汗液分泌较多时，可适当对面部进行深层清洁。洁面后，一定要用温和且含有收敛作用的化妆水，以抑制油脂的分泌。还要选择能维持水油平衡的保湿产品，以免皮肤因缺水反而分泌更多油脂，造成毛孔粗大。此外，新妈妈可以每天在涂抹乳液时适当地对面部进行按摩，促进血液循环和新陈代谢，缓解毛孔粗大。

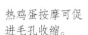

热鸡蛋按摩可促进毛孔收缩。

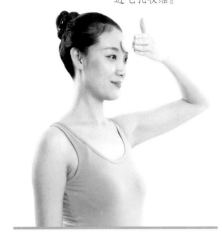

收缩毛孔的方法

熟鸡蛋按摩法

首先用温水将面部洗净、擦干。然后将煮好的鸡蛋去壳，用温热的鸡蛋在脸上滚动：额头从两眉开始，沿肌肉走向向上滚动直到发际；眼部、嘴部环形滚动；鼻部自鼻头沿鼻翼向斜上滚动；反复重复直到鸡蛋冷却下来。最后用冷毛巾敷面几分钟。

柠檬汁洗脸

柠檬有去油的作用。毛孔粗大的新妈妈洗脸时，可以在水中滴入几滴柠檬汁，能够帮助收敛毛孔，也能减少粉刺和痘痘的产生。需要注意的是，不可将柠檬汁直接涂抹在脸上。

冷敷

把化妆水放入冰箱中冷冻片刻，洁面后把冰过的化妆水用化妆棉沾湿，敷在脸上或毛孔粗大的地方，可以起到不错的收敛效果。也可以把专用的干净毛巾放在冰箱里冷冻片刻，洁面后，把冰毛巾轻敷在脸上几秒钟。

土豆敷脸

土豆中含有丰富的维生素，可以保持细胞活力、令肌肤重现光泽，而且可以有效收缩毛孔，祛除脸部痘印和晒斑，美肤效果十分不错。把土豆洗净后，切薄片贴在脸上，可以有效收缩粗大毛孔。

冰绿茶化妆水

把绿茶当爽肤水用，有很好的控油效果；也可以敷纸膜，非常控油，还抗氧化。但注意茶叶水的浓度，太浓的茶叶碱性很大，对皮肤有破坏性，要用泡到接近透明的茶叶水，而且最好是冰镇的。

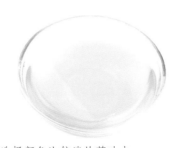

选择颜色比较淡的茶叶水清洁皮肤，不仅能够收敛毛孔，还能起到控油的作用。

啤酒敷脸

啤酒中的酒精能够促进血液循环，滋润肌肤。啤酒中含有的蛇麻子是一种清凉剂，不仅可以预防面疱、脓疱，对收缩毛孔也有很好的功效。

取一只干净的小碗倒入啤酒，将药用棉纱浸入啤酒中约3分钟。取出棉纱，微拧，敷在脸上，让脸部肌肤得到彻底放松，敷大约半个小时。如果棉纱中的水分被吸干，可以按照前面的步骤浸泡后再敷。

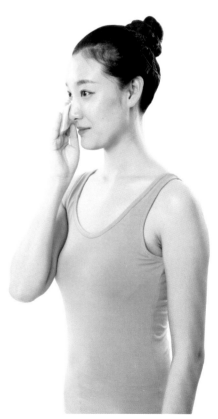

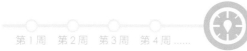

第1周 第2周 第3周 第4周……   3月   4月

产后第8周
按摩＋护理，跟妊娠纹说"拜拜"

产后妊娠纹是怎么形成的

妊娠纹并不是只出现在孕期，如果在孕期没有及时做好防护工作，等到生产后，依然会形成产后妊娠纹。新妈妈也不要因此担心，产后妊娠纹也可以通过按摩和改变生活习惯的方法来淡化、消除。

那产后妊娠纹是如何形成的呢？一般情况下，人的皮肤弹性纤维与腹直肌保持一定的弹力，并在一定限度内自由伸缩。在孕期，随着胎宝宝的成长和子宫的增大，皮肤弹性纤维也随之逐渐出现断裂，会在腹部出现粉红色或紫红色的不规则纵向裂纹。产后，断裂的弹性纤维逐渐得以修复，但难以恢复到以前的状态。而原先皮肤上的裂纹便渐渐褪色，最后变成银白色的产后妊娠纹。

生活小窍门，巧除产后妊娠纹

鸡蛋清巧除产后妊娠纹

鸡蛋清有很好的美容作用，不但可以使皮肤变白，而且能使皮肤细嫩。这是因为它含有丰富的蛋白质和少量醋酸，蛋白质可以增强皮肤的润滑度，醋酸可以保护皮肤的微酸性，以防细菌感染。此外，鸡蛋清对于消除或者减轻产后妊娠纹，也具有良好的功效。

使用鸡蛋清去妊娠纹时，要先将有妊娠纹的部位清洗一下，然后打圈按摩10分钟，至微热时，将鸡蛋清敷在上面，10分钟左右擦掉，再打圈按摩，这样可以让皮肤更好地吸收营养。

良好的生活习惯利于淡化妊娠纹

新妈妈产后无论多忙都要保证每天8小时以上的睡眠，以调整体内激素的分泌。而且充足的睡眠可以让新妈妈保持轻松愉悦的精神状态，有利于妊娠纹的淡化。有吸烟、饮酒嗜好的新妈妈，在坐月子时一定要尽量戒掉，少吃刺激性、甜腻和油炸的食物，多吃新鲜蔬菜和水果，每天保证喝6~10杯白开水。保持皮肤清洁，定时洗澡。洗澡可以促进身体血液循环，也有利于妊娠纹的淡化和治疗。

食物除纹法

增加胶原蛋白的摄入

多吃富含胶原蛋白的食物，如猪蹄、花生、红枣等，这些食物不仅能让皮肤紧致、有弹性，还会使身体更加健康。

补充维生素

西红柿、猕猴桃、西蓝花、黄豆都是补充维生素的好选择，这些食物中的维生素A、维生素C含量较多，对受损肌肤的修复有很大的功效。

如何选择好的去妊娠纹产品

如今市场上的去妊娠纹产品琳琅满目，新妈妈应该怎样选择呢?

好的去妊娠纹产品应不含酒精，也不含激素、色素、香料及铅、汞等重金属成分，且是安全、无刺激的天然产品，并需要经过严格的医学安全测试认可为孕产妇及哺乳期女性均可安全放心使用的产品。

同时还要选择可信赖的品牌，不要因为贪便宜而随意选择。比如一些由矿物油加化学防腐剂、人工色素和各种香料加工而成的去妊娠纹产品，会严重损害新妈妈和宝宝的身体健康。

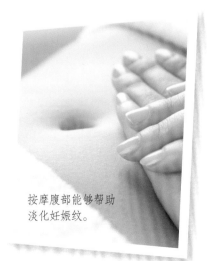

按摩腹部能够帮助淡化妊娠纹。

按摩 + 护理，去纹才有效

想要快速有效去纹，最好采用按摩 + 护理的方式，这样效果会更加显著。那怎样将两者结合呢?

首先，所用的去纹产品，用量要足够。去妊娠纹产品大多价格较高，有些新妈妈觉得应该省着点儿用，但很多时候，正是因为用量不够，去纹才没达到效果。因为被剧烈撕扯的皮肤需要大量的润肤霜才能使皮肤保持滋润，增强弹性，否则妊娠纹不会明显淡化。

其次，要在睡前进行按摩。每晚临睡前，仰卧在床上，将双手抹上去妊娠纹霜，按照从上到下，从左到右的顺序慢慢按摩。可以一天按摩 3 次，上午、下午、晚上各 1 次，每次按摩时间在 5~10 分钟。

最后，要坚持每天涂抹。如果用量足够，但没有长期坚持，妊娠纹也是难以去除的。去除妊娠纹都要经过活化纤维细胞，让断裂的纤维组织再生这一过程，所以只有持续使用才能让妊娠纹逐渐淡化、去除。

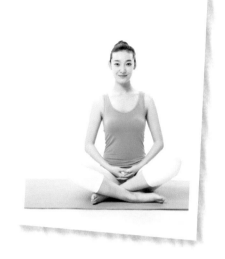

适度运动也能去除妊娠纹

产后新妈妈并不是不能运动，而是不能剧烈运动。此时，进行一些小幅度的运动还是可以的，比如做家务、瑜伽、游泳等，这些小运动既有益身心，同时还能恢复肌肤弹性，对去除妊娠纹有极好的帮助。

在做运动的时候需要注意，运动虽然小，也要以安全为前提，尤其是做家务的时候，不要着急，慢慢地做，这样虽然见效慢，但是对身体好，而如果像未生育之前那样急匆匆地做完，腰酸背疼不说，对身体也不利。

第1周　第2周　第3周　第4周　2月

2 个月后
化个淡妆，美美出门

2 个月后　化个淡妆更精致

月子期间，有了长辈的三令五申，新妈妈一定足不出户，在家待了整整一个月。眼看已经 2 个月了，新妈妈是时候该出门走走了。但是皮肤带来的问题，多少对新妈妈有所影响，看着此时镜中的"黄脸婆"，真是有苦说不出。其实此时，新妈妈也可以化个淡妆，美美的出门，这样会使自己看起来更精致，只要在化妆时注意一些细节就可以了。同时，新妈妈在此阶段也可以开始祛斑、美白了。只要坚持，恢复水嫩、白皙的皮肤指日可待。

这样化妆更健康

定期换掉化妆品
化妆品有使用期限，如果久放不用会滋生细菌，因此要定期换掉化妆品。一般使用期限如下：

睫毛膏 1 年；眼线笔 1 年；唇彩、唇膏 2 年；隔离、粉底一至两年。

扔掉陈旧的化妆工具
化妆工具频繁接触脸部，上面积累了皮脂、汗液和细菌，长期使用会增加皮肤过敏的概率。

粉扑或海绵要 1 周清洗 1 次，1~3 个月进行更换。

如果刷子开始掉毛就要换掉。

产后化妆 4 注意

用过隔离霜后一定要卸妆
隔离霜有将皮肤和彩妆隔离开的功效，同时能使彩妆更加服帖、均匀。但是隔离霜中含有一些高脂溶性的化学成分，可以吸附粉质成分，如粉底、腮红等。也正因如此，即便单独使用隔离霜，不搭配彩妆，也一定要彻底卸妆，防止其中的化学成分停留在皮肤上太久，从而给肌肤造成负担。

睫毛也要保养
在哺乳期，睫毛因体内激素变化而变差，所以也要对睫毛进行保养。在使用睫毛膏之前，可以先用专业的睫毛保养品打底，防止睫毛膏对睫毛产生摩擦伤害。

敏感皮肤要停用彩妆
如果新妈妈的皮肤出现红斑或红疹等皮肤问题，要及时停用彩妆，因为彩妆只会加重皮肤的负担。此时只需要做保湿护理即可。

回家后要及时卸妆
新妈妈出门时可以化个淡妆，因为在外面新妈妈接触宝宝的机会少，脸上的化妆品不会对宝宝产生直接影响。但是回到家后要及时卸妆，进门第一件事就应该是卸除脸上的化妆品并进行彻底的清洁，然后再去抱宝宝，以此来避免化妆品对宝宝的伤害。

出门要做好防晒

此时，新妈妈可以出门了，面对久违的阳光，有一种莫名的亲切感，真想在阳光下多坐一会儿。可是，阳光带来的另一个问题也随之而来——紫外线。

我们都知道，紫外线根据波长的不同分为 UVA 和 UVB。UVA 俗称紫外线中的"晒黑段"，可以穿过表皮抵达真皮，造成色素沉着，长期下来会加速皮肤衰老。由于体内激素的变化，新妈妈面部的黑色素本就十分活跃，若再晒太阳，更容易形成色斑和红斑。所以新妈妈在享受阳光的同时，要注重防晒。

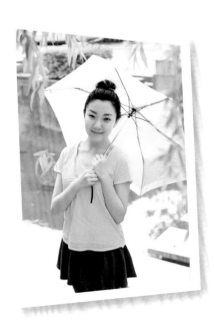

常见的防晒霜防晒法

涂抹防晒霜是最常见的防晒方法，但是新妈妈担心防晒霜中的化学制剂会对自己和宝宝造成伤害。

防晒产品一般分为物理防晒和化学防晒。物理防晒产品是利用防晒粒子，在皮肤的表面形成防护层，将紫外线中对皮肤产生伤害的光波反射出去，达到保护肌肤的目的。物理防晒的粒子一般停留在肌肤表面，不会被肌肤吸收，所以对肌肤造成的负担比较小，也不容易造成皮肤过敏。

化学防晒则是通过某些化学物质和细胞相结合，在细胞受损之前，先将紫外线中可能对皮肤产生伤害的部分吸收掉，以达到防晒的目的。因此新妈妈最好选择物理防晒的产品。另外，新妈妈可以选择孕产妇专用的防晒霜。

在涂抹防晒霜时，要在出门前半小时涂抹，使其中的防晒成分发挥作用，才能达到更好的防晒效果。如果长时间在户外，要隔一个小时补涂一次防晒霜。

自然物理防晒法

如果不想使用防晒霜，新妈妈可以进行天然的物理防晒法。通常来说，上午 10 点到下午 4 点是紫外线最强烈的时候，新妈妈最好避开这个时段出门。如果一定要出门，记得带上遮阳伞，遮阳伞可以帮助皮肤抵御一部分紫外线。在选购遮阳伞时，一定要买颜色深、面料密度大，并且涂了深色防晒胶的遮阳伞。

新妈妈在外出时，也可以穿上长袖衣物或者专业的防晒衣，来抵御紫外线直接照射皮肤。在防晒衣的选择上，最好去正规的商场购买，否则不仅花了冤枉钱，还达不到防晒效果。

此外，通过饮食也可以达到防晒的效果。新妈妈可以多吃些西红柿、柠檬、橙子等蔬果，安全无伤害，绝对是天然的防晒物。

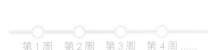

3 个月后
摆脱斑点，刻不容缓

3 个月后 打响祛斑 "保卫战"

产后新陈代谢较慢，新妈妈体内的毒素无法顺利排出，从而加速色素沉着。因此，新妈妈的肌肤变得暗沉的同时产生许多茶褐色色斑，分布于鼻梁、双颊、前额部和上唇等部位。此时，新妈妈可以开始进行自我调整，向色斑"宣战"，争取早日取得胜利。

必吃的祛斑食物

西红柿

西红柿具有保养皮肤、消除雀斑的功效。其中丰富的番茄红素、维生素 C 是抑制黑色素形成的最好武器。有实验证明，常吃西红柿可以有效减少黑色素形成。

提醒：西红柿性寒，如果空腹食用容易造成腹痛。

柠檬

柠檬也是祛斑美容水果。柠檬中所含的枸橼酸能有效防止皮肤色素沉着。使用柠檬制成的沐浴剂洗澡能使皮肤滋润光滑。

提醒：柠檬极酸，过多食用会损伤牙齿。

牛奶

牛奶有改善皮肤细胞活性，延缓皮肤衰老，增强皮肤张力，刺激皮肤新陈代谢，保持皮肤润泽细嫩的作用。

提醒：有些新妈妈喝完牛奶会拉肚子，是因为乳糖不耐受的原因，新妈妈也可以用牛奶洗脸，效果更直接。

产后也能用面膜

经过了一系列的皮肤护理，相信新妈妈的皮肤问题已经改善了不少，此时，就可以用面膜了。在宝宝睡着时，敷个面膜，不仅能够帮助肌肤恢复到好状态，还能缓解疲劳和压力。"面膜里的化学成分会进入人体，影响乳汁吗？"不少新妈妈可能还存在疑问。其实产后新妈妈是可以敷面膜的，但是需要注意：不要用刚敷完面膜的脸去接触宝宝，特别是敷完面贴式面膜。因为，面部会残留部分面膜液体，尽管问题不大，但此时宝宝的皮肤娇弱，易过敏。

这样敷面膜效果更好

敷面膜前确保皮肤干净

只有把皮肤表层的油污、皮脂和老化角质彻底清除，皮肤才会吸收更多的营养成分。

因此敷面膜前，应先洗脸，必要时也可先去角质。

敷面膜后要清理残留

敷面膜后，应用温水洗净残留物，再以冷毛巾敷面，收缩毛孔，涂上乳液。

收敛步骤不能少，如果处理不慎，会伤害皮肤。

产后如何敷面膜

选择温和的植物保湿型面膜

新妈妈可以敷面膜了，那要如何选择面膜呢？首先要选择正规商场中售卖的面膜，那种三无产品就不要使用了。其次，要选择成分温和的天然植物保湿型面膜，含有植物成分的面膜相对温和、安全，而保湿型面膜中基本都是精华素，化学成分相对少一些，新妈妈可以使用。同时，新妈妈也可以安心使用去角质的面膜。如果新妈妈实在担心，可以使用孕产妇专用的面膜。

暂别这些面膜

功能型面膜：除了保湿型面膜，那些祛痘、去黑头、淡斑、美白等功能型面膜最好先不要使用。因为功能型面膜中所含的化学成分较多，为了宝宝的健康，处于哺乳期的新妈妈还是暂时不要使用比较好。

面贴型面膜：如果新妈妈的皮肤出现红血丝、皮肤泛红、有湿疹等敏感类问题，要暂别面贴型面膜。因为这类面膜中含有大量防腐剂，容易加重皮肤敏感。虽说一般面膜中所含的防腐剂剂量符合安全标准，但敏感性皮肤的新妈妈还是要慎用。

良好的生活习惯可祛斑

每天睡个"美容觉"

如果立志做一个美丽辣妈，就要睡好"美容觉"，这可是最经济、最天然的美容方法。首先，不要睡得太晚。新妈妈最好在 22 点前入睡，最晚 23 点，因为 22 点至凌晨 2 点，是皮肤新陈代谢的最好时机。其次，睡前要清洁皮肤。尤其是油性皮肤的新妈妈，油脂容易堵塞毛孔，如果睡前不洗，会使皮肤越来越差。最后，要给予皮肤足够的营养。睡前清洗保养过的皮肤吸收力特别强，因此，睡前可以涂些晚霜之类的营养霜。

避免暴露于日光之下

当紫外线照射到皮肤的时候，为了保护自己不受伤害，皮肤会自发产生大量黑色素来吸收紫外线。跟正常的皮肤相比，色斑部位的黑色素会更加活跃，如果长时间暴晒会导致色斑越来越严重。因此，新妈妈出门一定要做好防晒工作。

良好情绪也能祛斑

产后长斑是正常现象，新妈妈不需要太过紧张、焦虑，给自己徒增心理压力，这样反而会对身体内分泌造成不良的影响。良好的情绪和心态对于预防斑点来说也十分重要，新妈妈要不急躁、不忧郁，保持平和的心态和良好的情绪，斑点才没有可乘之机。要相信长斑并不可怕，通过科学、有效的方法进行调理，很快就能恢复原来白净的肌肤。

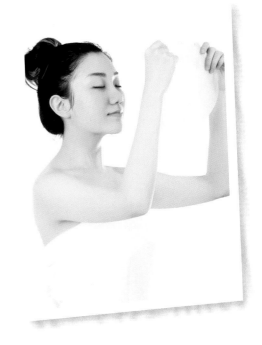

自制面膜更安心

产后皮肤敏感，原本"坚强"的皮肤，不是对某些面膜中的防腐剂过敏，就是对面膜中的某些特定成分过敏，实在是不敢用。可是不用面膜，皮肤状态太差，该怎么办才好？新妈妈先别着急，不如试试自制面膜，天然无刺激，安全放心，效果不输市面上的面膜。

自制面膜最好现做现用，不能久放。尤其是夏天，高温会让细菌疯狂繁殖，而时间越久细菌繁殖得越多。尽量一次用完。

红糖面膜能够美白肌肤，让你拥有好气色。

橄榄油滋润肌肤，适合干性皮肤。

蛋清面膜可以紧致肌肤，改善毛孔粗大。

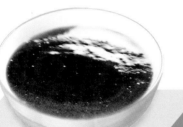

红糖面膜

* 在锅中倒入200毫升矿泉水，然后加入70克红糖，大火熬煮，直到成为胶状。
* 等糖胶冷却后，厚厚地涂抹在脸上，20分钟后用温水洗净即可。
* 红糖有很好的解毒功效，可以帮助皮肤导出黑色素，阻止黑色素的生成，调节面色，并且可以补水。

橄榄油蜂蜜面膜

* 将30克橄榄油倒入锅中，加热到37℃左右，然后加入适量蜂蜜，搅拌均匀。
* 等温度降下来后，将面膜纸放入浸泡，敷在脸上，15分钟后用温水洗净。
* 这款面膜可以补水、防止皮肤衰老、消除皱纹，适合皮肤干燥的新妈妈。
* 这款面膜每周敷一两次即可。

细盐蛋清收缩毛孔面膜

* 将蛋清分离出来，与盐充分搅匀，再放入面膜纸浸泡。
* 洁面后，将面膜敷在脸上约15分钟，揭下后以温水冲洗干净。
* 这款面膜可收缩毛孔，适合中油性皮肤。
* 坚持每周使用一两次。

自制祛斑面膜

在怀孕时，由于孕妈妈身体的内分泌发生改变，雌孕激素会使面部的色素沉积、长斑，使皮肤变黑。而在产后，这种状况并不能及时缓解，需要一个减退的过程。富含维生素 C、维生素 E 以及蛋白质含量高的食物有很好的淡斑、祛斑效果，这些食物除了可以直接食用外，还可以把它们制成面膜来用，从而使它们的祛斑效果得到更大发挥。例如，西红柿面膜能收到很好的淡斑、祛斑效果，而且面膜取材方便，制作方法也很简单，适合经常使用。

想要改善暗哑肤色的新妈妈可以试试这款冬瓜面膜。

胡萝卜对于劳累造成的粗糙肌肤可起到美肤的作用。

西红柿在热水中泡一下去皮，制作效果更佳。

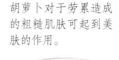
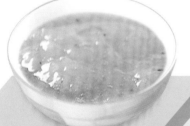
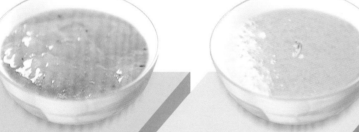

冬瓜面膜

* 冬瓜去皮和子，然后打成泥状。
* 洁面后，将冬瓜泥均匀地涂抹在脸上，静敷约 20 分钟，用温水洗净即可。
* 这款面膜可以清洁皮肤，清除毛孔内脏物，淡化雀斑，有效改善暗哑肤色。
* 此款面膜适合每天使用。

胡萝卜甘油面膜

* 将 1 根胡萝卜榨汁，加入 5 毫升甘油拌匀。
* 洁面后，取 1 张面膜纸浸透胡萝卜汁，静敷面部 15~20 分钟，用温水洗净即可。
* 这款面膜建议每周使用一两次，可预防肌肤粗糙、淡化雀斑。
* 新妈妈只要每周敷一两次，坚持数月就能看到淡斑效果。

西红柿祛斑面膜

* 将 1 个西红柿捣烂取汁，加入 5 毫升蜂蜜与 10 克面粉，调匀。
* 洁面后，将面糊均匀涂抹在面部，静敷 20 分钟后洗净即可。
* 坚持使用可以使皮肤滋润、白嫩、柔软。
* 长期使用还有祛除雀斑的功效。

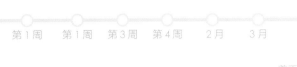

第1周　第1周　第3周　第4周　2月　3月

4 个月后
着手美白，重获白皙

4 个月后　产后美白，大战"黄脸婆"

在孕期，有些孕妈妈怕护肤产品使用不当会对宝宝产生不利的影响，完全没有使用护肤品，导致肌肤长时间处于缺少水分和营养的状态。加之，产后新妈妈的新陈代谢会较慢，体内的毒素无法顺利排出，造成了黑色素的沉积。所以，很多新妈妈都变成了"黄脸婆"。

多吃一些美白的食物

吃些补脾健胃的食物
建议新妈妈多吃些营养丰富、健脾胃的食物，如山药、红薯、鲫鱼、大米等。

利于皮肤新陈代谢的食物
适当吃一些薏米、西红柿、西瓜、橙子、山楂、柑橘等，这些食物利于皮肤新陈代谢，具有很好的美白肌肤的功效。

补充维生素 C
维生素 C 能有效减少黑色素形成，滋润肌肤，并发挥抗氧化作用，预防肌肤过早老化。

产后美白小偏方

牛奶喷雾
将10毫升牛奶倒入喷雾瓶中，再倒入适量纯净水，牛奶和水的比例是 1:3，将牛奶和水摇匀。新妈妈感到皮肤干燥时，可以拿出来喷一下。每天最好换一次，以免牛奶变质引起皮肤过敏。

白醋洗脸
白醋对宝宝不存在威胁，同时它也是美白的好帮手。洗脸时，可以在洗脸盆中倒入适量白醋，醋与水的比例是 1:5，用白醋水洗脸可以增加皮肤细胞的水分和营养，恢复皮肤的光泽和弹性，还可以软化角质层。

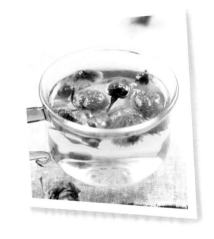

多喝养生花果茶
花果茶具有神奇的美白功效，长期坚持下来，会有意想不到的效果。新妈妈可以泡一壶综合花果茶，既有果粒的清香，也有花朵的芬芳，再放一两颗冰糖，皮肤就在这花果茶的热气中越来越水润。

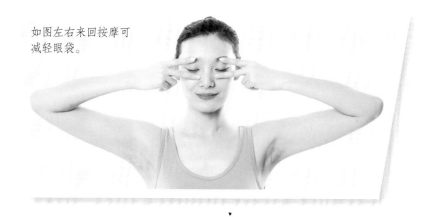

如图左右来回按摩可减轻眼袋。

美白，安全第一

俗话说:"一白遮三丑"。皮肤白皙、细腻是每个女性的梦想,新妈妈也不例外。但是在产后,为了哺乳和宝宝的健康,新妈妈将美白一拖又拖。其实,很多美容专家并不建议新妈妈在哺乳期内美白,因为大多数美白产品含有化学成分,多多少少会有不良的影响。如果新妈妈想美白,此时也可以进行,但还是建议食物美白,那样安全、健康。若新妈妈认为美白产品会更快、效果更好的话,下面就给新妈妈推荐两类相对安全、温和的美白产品。

含有维生素 C 的美白产品:维生素 C 有美白的功能,不管是摄入还是外用都可以抑制黑色素的产生,同时也可以淡化色斑。如今市面上的维生素 C 产品中都加入了一种稳定的成分,可以使维生素 C 的美白功效充分发挥出来。不过这类产品要长期使用才能见效。

含有低浓度果酸的美白产品:果酸是个让人猜不透的"家伙",一方面它对皮肤美白有很好的效果;另一方面它也会对皮肤造成伤害。因此,在使用果酸时要控制其浓度,一般,浓度低于 3% 的果酸是可以让新妈妈放心使用的。此时,新妈妈万万不可为了急于美白就选择浓度高的果酸产品,这样对自己和宝宝都没有好处。

千万不要用含有熊果苷和曲酸的美白产品。熊果苷的美白效果一流,但是它的光感性赛过防腐剂,长时间使用会加重皮肤的负担,还可能会产生致癌的副作用。新妈妈一定不要使用。此外,曲酸也会诱发皮肤病变,因此也应该"除名"。

按摩面部可起到美白的作用

按摩脸上的穴位,同样也能起到神奇的美白功效。在按摩前,妈妈们先把手彻底清洁,按摩最好就是早晚洗完澡之后进行,贵在持之以恒。

1.头仰望天空,露出你的脖子;用手背平滑地按摩你的脖颈,先上下再左右让脖颈得到彻底的放松,这个热身动作持续 30 秒钟;接着,从你的下颚骨开始,用食指和中指轻轻地向上挤压、按摩并微微夹紧面部组织至耳垂处。此动作应坚持不懈地重复 5 次。

2.用食指和中指的指肚,从鼻梁沿着面颊按摩到耳朵的上方,坚持 10 秒再从反方向按摩回来。这样能使你的面颊减缓松弛。

3.用食指和中指摆出"V"的胜利手势;闭上双眼,食指放在眉毛下面、中指放在眼睛下面,用指肚轻轻地来回按摩。这样有助于消除眼袋。

4.根据你额头的宽度,用三根或四根手指温柔地来回按摩额头;从一边太阳穴慢慢地按摩到另一边的太阳穴。这样可以有效帮助你清理脸部多余的纹理。

和产后脱发说 bye bye

　　产后脱发是新妈妈的又一个难题，每天梳头时，头发大把大把地掉，而且发质也变得干枯、毛躁，失去了孕前的乌黑亮丽。其实产后脱发很正常，不仅是因为体内激素的改变，更和新妈妈的心情有关。其实，只要新妈妈调整好心情，再做一些头发的护理，那些"逝去"的头发会逐渐长出来的。新妈妈就又可以拥有乌黑浓密的秀发了。

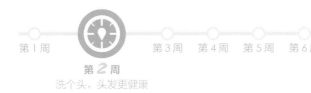

第1周　第2周　第3周　第4周　第5周　第6周

洗个头，头发更健康

1~4 周　这样洗头发

月子里不能洗头是坐月子的老习俗，很多长辈认为在月子里洗头会落下头疼的"病根"。但是要顶着油油的头发坚持整整 1 个月，对于新妈妈来说真是难以忍受。特别是在夏天坐月子，不能洗头的传统让不少新妈妈憋得发慌。实际上，月子期间是可以洗头发的，新妈妈只要注意洗头的方法，洗头后不让头部着凉，是不会造成月子病的。

洗头正当时

理论上说，顺产新妈妈在产后 7 天就可以洗头了。而剖宫产新妈妈一般在产后 10 天左右就可以洗头。但是具体什么时候，还需要看自己的刀口恢复情况，检验的标准就是看自己是否已经能够弯腰。对于刀口愈合较慢的新妈妈，不要急于去洗头，以免撕裂伤口。月子里洗头不宜太频繁，保持适度清洁就可以了。一般一周一两次就可以了。

新妈妈产后 1 周以内千万不要洗头。因为刚生产完，新妈妈的身体比较虚弱，体内的恶露还没有排净。如果过早的洗头会使子宫内的污血凝滞成块，不易排出体外。若恶露留在体内排不干净，会留下痛经或月经不调等妇科问题。

月子清洁头皮小窍门

有一种方法适用于受不了头发长期不洗的新妈妈，而且又不会让新妈妈受到风寒等因素的侵扰。方法是使用脱脂的棉球沾在温热的酒精里，然后在头皮上逐一进行擦拭。擦拭以后，用手进行按摩，按摩以轻盈为主，不要太过用力，最后用梳子对之前擦拭的头皮进行梳理，这样就可以将头皮上的脏物梳掉，能初步保持头部的清爽。这种方法需要每天都坚持，常做这样的清洁还可以疏通头部的血管。

还有一种简单、便捷的方法，就是用爽身粉清洗头发。不要惊讶，就是宝宝用的那种爽身粉。爽身粉可以帮助新妈妈去除头油，这就要归功于爽身粉中的滑石粉了。滑石粉能将头发上的水和油脂吸走，保持头发的清爽。

使用方法：把头发散开，将适量的爽身粉用粉扑轻拍在头发上。爽身粉的量不要太多，薄薄一层即可；用手指轻轻推拿头皮，梳一梳头发，2 分钟后将粉末抖掉，或用毛巾擦净；最后用梳子将其余的粉末梳掉，头发就干干爽爽了。

需要注意的是，爽身粉洗头法只是应急的方法，不宜经常使用，因为爽身粉中含有微量的镁、铅等金属元素，长期使用会堵塞毛孔，导致皮肤发红，对宝宝也如此。

坐月子新妈妈怎样正确洗头

新妈妈在洗头时，要避免用力抓扯头发，应用指腹轻轻地按摩头皮，以促进头皮的血液循环，增加头发生长所需的营养物质，避免产后脱发、分叉，使头发更密、更亮。也可由家人给新妈妈做头皮按摩，方法是家人用双手从新妈妈眼眉上方的发际线处开始向头后沿直线按摩，直到后发际处。可促进头皮血液循环，保证新妈妈头发乌黑、秀丽。除此之外，在坐月子期间，新妈妈该如何洗头呢？

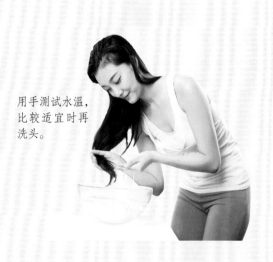

用手测试水温，比较适宜时再洗头。

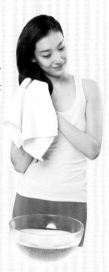

相比吹风机吹干头发，毛巾擦拭头发更养发。

注意水温

* 洗头发的水温不能过高，也不能过低。

* 水温过高会刺激头皮，会让头皮更加容易出油。

* 水温过低又会刺激头皮血管收缩，导致寒气侵体。

* 所以洗头时的水温保持在37℃左右是最适宜的。

洗完后立即擦拭

* 洗完头后，新妈妈要用毛巾立即擦拭湿头发。

* 用毛巾包裹住，再用吹风机将头发吹到几乎变干。

* 然后再用一块干毛巾把头发包裹住，避免受风着凉。

* 不要用吹风机过度吹头发，避免伤害头皮和头发。

头发干透再睡觉

* 吹完后头发没有完全干，立马睡觉会让头皮受凉。

* 洗头后梳理头发时，梳子最好使用木质或牛角的，这样就不会引起头发静电刺激头皮了。

* 头发比较油时，要用温和的洗发水或是护发素进行护理。

月子洗头的注意事项

虽说月子期间新妈妈可以洗头，但是新妈妈也不可大意，还是要注意一些细节。那么月子期间到底应该如何洗头呢？新妈妈需要注意以下几点。

新妈妈梳头时要**顺着头皮**一下一下地梳理，不仅可以**清洁**头发，还能起到**按摩**头皮的作用。

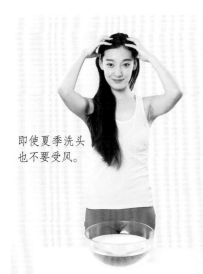

即使夏季洗头也不要受风。

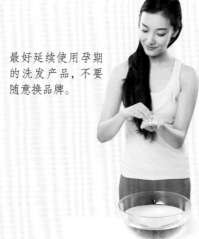

最好延续使用孕期的洗发产品，不要随意换品牌。

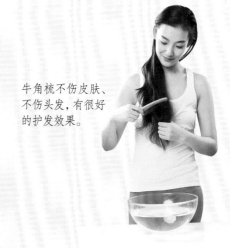

牛角梳不伤皮肤、不伤头发，有很好的护发效果。

洗头注意室内温度

* 夏天尽量不在空调房洗头。
* 冬天尽量在温暖的暖气房中洗头，或者打开浴霸暖灯。
* 注意别直接在暖灯下洗头。

用温和的洗发产品

* 选择温和的洗发产品，比如含生姜的洗发产品。
* 若怕洗头受凉，可放入适量生姜煮开，晾温后再清洗。
* 姜具有温中化饮、驱风散寒的功效，对新妈妈来说非常适用。
* 还可以将水溶性姜油调和到洗发露中洗头。

其他注意事项

* 用牛角梳梳头，无静电、不易使头发干枯、断裂。
* 洗头发时，如果自己动作不方便，可以让家人从旁协助。
* 洗头时，要注意自身的安全，避免滑倒摔伤。
* 最好不要去理发店或是美容院，家里相对暖和，可以保持恒定的温度。

第1周　第2周　　3~4周　　2月　3月

3~4周

做到这些，告别脱发烦恼

产后脱发的原因

激素改变

女性头发的更换速度与体内雌激素水平的高低密切相关。雌激素增多，脱发速度减慢；雌激素减少，脱发速度加快。产后6个月内性器官功能处于恢复阶段，雌激素分泌明显减少，从而引起脱发。

精神因素

产后，新妈妈精神上会有较大的压力，新妈妈从兴奋状态转入疲倦，情绪从高亢转入比较低落，部分新妈妈会出现感情脆弱、焦虑，使大脑皮层功能失调，自主神经功能紊乱，控制头发血管的神经失调，以致毛发营养不良而脱落。

护理因素

受传统观念的影响，大部分新妈妈在坐月子期间，不敢洗头、梳头，令头皮的皮脂分泌物和灰尘混合堆积，影响了头部的血液供给，又容易引起毛囊炎或头皮感染，从而使脱发的概率增加。

饮食因素

哺乳期间，如果新妈妈消化和吸收功能不良，或饮食过于单调、偏食，甚至为了瘦身而节食，则很容易出现营养缺乏或营养不均衡，导致体内蛋白质、维生素或矿物质等供应不足，从而影响头发的生长代谢，使头发枯黄、易断。

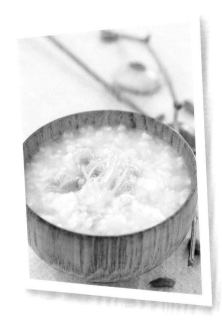

脱发洗头要注意

洗发产品

含有硅酮类成分的洗发产品更适合洗头发，这类成分会在毛鳞片上形成保护膜，会让头发看起来顺滑、有光泽。

洗护水温

洗头时水温要保持在37℃左右。水太烫会使头发干枯脆弱，太凉不利于清理头皮皮脂。

别忘了护发素

护发素可以修护受损头发的毛鳞片空隙，使头发更加顺滑，减少头发间的摩擦。

每次洗完头涂抹一点儿，按摩冲洗即可。

新妈妈缓解脱发的方法

保持愉快心情是秀发恢复靓丽的法宝，新妈妈要时刻放松心情，正确认识产后脱发是一个短暂的过程，自己要有信心，相信脱发会停止，而且会很快长出如以往的秀发。避免精神紧张，因为紧张的情绪只会加重脱发的程度。

按时洗头可缓解脱发。此时，新妈妈可以恢复正常的洗头频率了。按时洗头可以带走头皮上的油脂和灰尘，使头皮保持清洁，防止油脂不断堆积而堵塞毛囊。

不要频繁梳头或扎辫子

在哺乳期，牵拉性脱发也会来凑热闹。新妈妈总是频繁、大力地梳头，或者辫子总是扎得很紧，这些行为对头皮来说简直就是"暴行"，好像是在强行拉拽头发离开头皮。梳头频率要适当，平常用梳齿圆润的梳子梳头，将头发梳顺即可。高频率的梳头，只会使头发因为拉扯脱离毛囊，加剧油脂分泌，造成毛囊堵塞，让脱发更加严重。另外，扎辫子时也不要扎得太紧，久而久之会使毛囊脱落，影响头发生长，甚至会对毛囊造成永久伤害。

不要在哺乳期染发、烫发

很多新妈妈认为只要出了月子就可以开始"收拾"自己了，励志恢复到产前"美貌"，开始在头发上"大做文章"，染、烫、吹一个都不放过。其实不管是染发还是烫发，都需要高温和强氧化剂的辅助，而这些东西可以让毛鳞片翘起、张开，造成发质脆弱。头发的毛鳞片就像是皮肤的角质层，是由死亡细胞组成的，主要负责保护头发的毛皮质。毛鳞片一旦受损，毛皮质必然会受"牵连"。处在哺乳期的新妈妈本身头发就易脱落，此时要是再用这么"粗暴"的方法对待头发，脱发会更加严重。此外，染发剂和冷烫水中的化学物质对人体有很大的伤害，新妈妈因为要哺乳会频繁接触宝宝，会直接对宝宝造成不良影响。

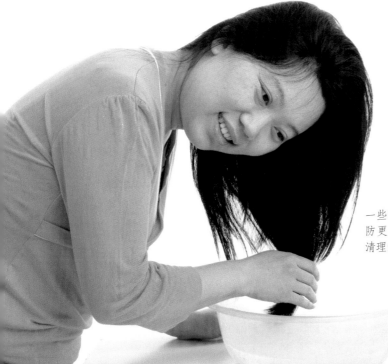

一些新妈妈刻意减少洗头次数，以防更多头发脱落，其实按时洗头，清理油脂更有利于头发的生长。

第1周　第2周　　　　　　2月　　3月

3~4周
巧动手，让自己更漂亮、更精神

梳个利落发型，看起来更精神

　　长头发的新妈妈认为在月子期间不能洗头，再加上长头发不好打理，脱发严重，索性就忍痛剪短了自己的头发，为的就是方便打理。其实，长头发的新妈妈在月子期间无需剪短头发，只要动动手，学习一些简单的发型，新妈妈在月子里照样能成为时尚辣妈，利落度过月子期。新妈妈快来试试吧！

最简单的垂顺低马尾

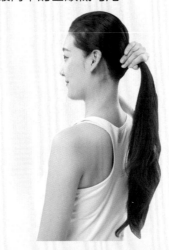

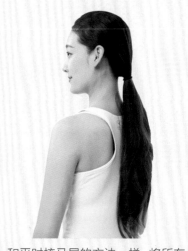

1. 这款低马尾的关键点在于顺滑感和利落感，在开始之前一定要把头发用梳子梳得顺滑无毛躁感。

2. 和平时梳马尾的方法一样，将所有头发梳到脑后，尽量将头发贴近颈部，最后用稍松的皮筋绑上即可。

时尚流行的"花苞头"

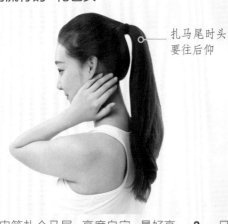

扎马尾时头要往后仰

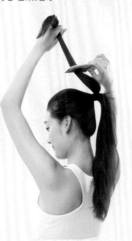

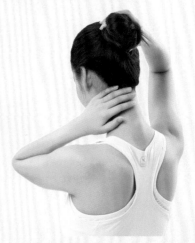

1. 用皮筋扎个马尾，高度自定，最好高一些。

2. 一只手拿起一缕头发，另一只手用梳子从发尾往发根方向梳，直至把所有头发梳出蓬松感。

3. 将马尾像麻花一样围绕中心扭好，然后将辫子的尾端塞进皮筋里，用黑色的一字夹固定即可。

森系的三股麻花头

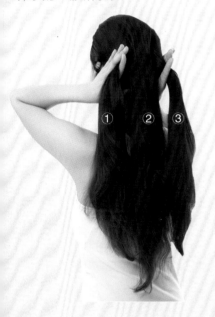 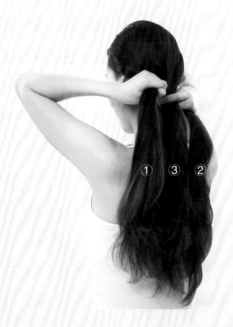 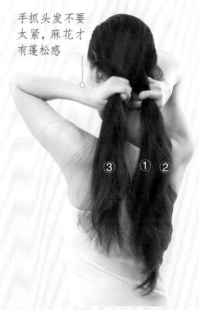

手抓头发不要太紧，麻花才有蓬松感

1. 把头发梳到脑后，分为三等份。为了方便理解，将三等份头发从左到右依次编号为①②③。

2. 将最右侧的③从上面压在①和②中间。现在从左到右的编号为①③②。左右其实都无妨，按照自己的习惯即可。

3. 将最左侧的①从上面压在③和②头发之间，现在从左到右的编号为③①②。

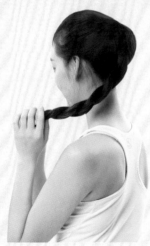 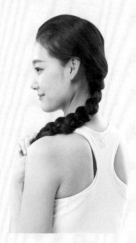

4. 又到了右边，将②从上面压在③和①之间；再回到左边，把③从上面压在②和①之间。不断重复以上过程直到把辫子编到发梢，对于发梢留出多少头发随意即可。

5. 最后用皮筋绑紧即可，但不要太紧。

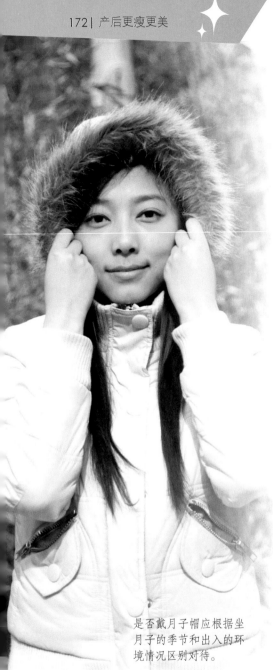

是否戴月子帽应根据坐月子的季节和出入的环境情况区别对待。

坐月子一定要戴帽子吗

坐月子戴帽子是传统的观念，因为产后新妈妈身体虚弱，怕受风受凉。但是如今时代不同了，与过去相比，已经有了天壤之别。那时条件差，没有取暖的用具，容易受风受凉，因此在坐月子期间需要戴帽子。

当然，现在有些时候新妈妈也是需要戴帽子的，比如产后家里来客人比较多，空气流通不好，应及时通风换气，以预防疾病的发生，此时拥有一顶帽子就很重要。还有，秋冬气温低，风大，外出时，需要戴上帽子。但是到了炎炎夏日，如果在家的时候可以不用戴帽子，但如果需要进出商场、医院等，里面通常都会开空调，此时室内外温差大，这就需要新妈妈戴上帽子让头部更好地适应温差变化，防止头部受凉。

如何挑选月子帽

新妈妈在坐月子时就要挑选好一款精心设计的月子帽，既要能起到防风和适度保暖的作用，又不会闷热地出汗。那新妈妈应该挑选一款什么样的月子帽，保暖又美观呢？

首先，看材质。月子帽的材质一定要舒服。通常，春天与夏天，由于气温升高，天气会慢慢炎热起来，可以选择宽松、柔软的薄款毛线帽或是棉布帽子，不仅透气性好，戴着也舒服；而到了秋冬季，气温越来越低，逐渐变冷，新妈妈要特别注意的就是防风保暖了，因此可以选择稍厚一点的珊瑚绒或者毛线帽子。

其次，看大小。月子帽的大小一定要合适。现在市面上卖的很多月子帽，不是尺码太大就是太小。帽子太小，新妈妈戴在头上会有紧绷感；帽子太大，又会透进风来，达不到保暖的效果。在选购的时候，建议新妈妈尽量选择可调整大小的月子帽。

最后，看样式。新妈妈在选择月子帽时不要太花哨，也不要有太多乱七八糟的装饰。因为产后新妈妈的体质较弱，那些帽子上的装饰，有可能使新妈妈过敏，甚至伤害到宝宝，那就因小失大了。同时，在月子期间，新妈妈虽然活动量不大，但是出汗仍然较多，在购买的时候，最好是多备几顶，这样，即便弄脏了，也可以及时更换。

自制帽子，保暖又环保

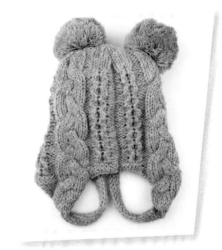

市面上的月子帽千篇一律，有时候满足了材质但是大小又不合适，要不就什么都合适，只是样子实在是不喜欢。别愁，其实新妈妈也可以自制月子帽，不仅材质、大小、样式都能满足，而且制作起来一点儿不费劲，只需要一些不要的衣服就能制作出称心如意的帽子。不光在月子期间戴，等过了月子以后，一样可以戴着出门。

薄款针织帽子

准备材料：牛皮纸或白纸、铅笔、针、线、剪刀、旧针织衫。

1. 在牛皮纸（白纸）上画一个圆形，圆的大小可以参照普通的帽子，不过想要舒服的话，建议用软尺量一下自己的头围哦。

2. 用牛皮纸（白纸）画的圆在针织衫上剪下一个帽子顶，如果有弹性的话可以稍微剪小一点。

3. 按照自己想要的长度，剪一条帽子边。

4. 自己动手将帽子顶和帽子边缝起来，不要提前裁好帽子边的长短，等缝好了再把多余的剪下来。

5. 把针织衫上原来的装饰物剪下来，缝到帽子上，像模像样的月子帽就完成了。

厚款毛线帽子

准备材料：针、线、剪刀、旧毛衣、常戴的帽子。

1. 将旧毛衣平铺，把常戴的、尺寸合适的帽子放在毛衣上。

2. 将帽子边和毛衣下边贴合，沿着帽子的轮廓在毛衣上剪出形状。

3. 最后将剪好的两片毛衣片反面缝合，然后将缝好的帽子翻过来即可。

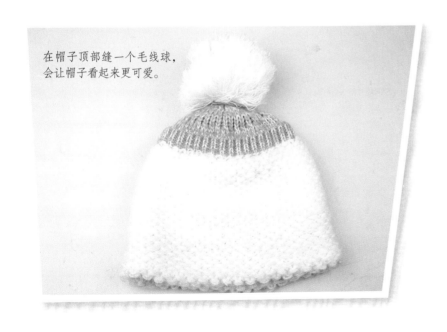
在帽子顶部缝一个毛线球，会让帽子看起来更可爱。

第1周　第2周　第3周　第4周　　　　　　第7周

5~6周

月子期间，也要护理好头发

5~12周　护理头发很简单

产后，新妈妈最大的烦恼之一就是脱发。其实，产后脱发是正常的生理现象，新妈妈大可不必担心，此时，新妈妈只要进行适当的头发护理，便会发现护理头发也是很简单的，头发慢慢就会恢复到以前的乌黑浓密。

如何改善产后"问题"头发

及时清洗

头发分泌的油脂容易黏附环境中的灰尘，增加头发梳理时的摩擦力，头发就会变得暗淡、干燥、开叉，甚至断裂脱落。

健康头发的前提就是清洁，所以要及时清洗头发。

选用适合自身的洗发露

在洗发产品的选择上，新妈妈要选择天然、无刺激的，同时要适合自己。

洗头时将适量洗发露倒入掌心加水轻搓，起泡沫后再接触头皮和头发。

不要用力搓擦头发

双手接触头发时不要过分用力搓擦头发，因为湿发脆弱易受损伤。

若能顺头发自然下垂姿势洗发则更佳。

产后也要做好头发护理

护理干枯毛燥的头发

产后头发干枯、分叉严重，毛毛燥燥的，真是不好看。这时，就需要免洗护发素的帮助了。但是免洗护发素只是应急品，不能完全达到普通洗发水和护发素的功效，也不能经常使用。新妈妈可以在睡前将免洗护发素涂抹在发根处，稍做按摩，让护发素渗透进头发中，然后让其对头发进行夜间修护。第二天新妈妈会惊喜地发现，头发柔顺了许多。一般一周2次即可，如果头发受损不是很严重，一周护理1次就可以了。

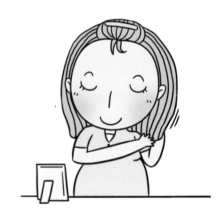

"温柔"对待头发打结

头发打结也是产后的一大问题。产后头发本身就已经很脆弱了，如果"暴力"对待打结的头发，不仅会拉伤头皮，更会对头发造成损害。此时新妈妈也可借用免洗护发素来解决，涂抹一点，然后用梳子从发根慢慢梳起，将发结疏通开。此外，新妈妈也可在打结处喷些化妆水，然后用梳子梳理，不仅能疏通头发，还能有效补水、去油脂。

如何挑选天然护发产品

产后，新妈妈的养发、护发要安全有效，所以要选用纯天然的产品。纯天然并不是指没有经过人工处理或自然发酵，而是指它取材自植物或大自然。当然即便是纯天然的，在制作过程中，也需要一些化学元素的帮忙，但量相对会少，质地也相对温和、无刺激。下面就给新妈妈介绍一些具有护发作用的植物成分，以便新妈妈参考。

洋甘菊：它算是植物系列中的大明星，曝光率高，常常用于保湿舒缓。因此，它优秀的舒缓保湿功能对头皮也有所帮助，可以减少头屑的产生，改善头皮瘙痒的状况。

山茶花：山茶花子榨油不容易老化，用在头皮上可以形成一张保湿膜，而且它含有的丰富的油酸可以修复干枯的发丝，让头发更加顺滑。

阿甘油：其实这就是平常所说的"摩洛哥坚果油"。它不仅含有比橄榄油还丰富的维生素E，还含有大量的不饱和脂肪酸，能营养和修复受损毛囊。此外，阿甘油还能防紫外线，特别适合哺乳期新妈妈使用。

吹风机要这么用

吹风机是新妈妈在月子期间让头发快干的必备"武器"，但新妈妈不要经常使用吹风机，自然干透是最好的。因为头发和头皮对高温非常敏感，长时间高温烘干，会带走头发上的自然水分。头发和皮肤一样，一旦失去水分就会变得干枯、脆弱，长此以往，头发的角蛋白和毛鳞片就会遭到破坏，头发会更易脱落。不过偶尔使用是可以的，但要记住一定要用低档风慢慢吹干。

因此，在使用吹风机时要注意以下几点。

分区吹发：吹头发的时候要从里往外一层一层地依次吹干，特别是长头发的新妈妈要从里往外吹头发，这样头发干得快也全面。如果从最外层直接吹，头发不易干透，即便头发外面已经干了，里面的发根还是湿的，这样对头发很不好。

先发根后发梢：吹发根是让头皮干燥的最快方法，同时还保证了发丝中的天然水分不被高温带走，也能减少高温对头皮的伤害。

与头皮保持距离：吹发的时候，要让吹风机的风筒和头皮保持30厘米左右的距离，特别是大功率的吹风机。因为吹风机在使用过程中温度越用越高，离头皮距离太近会影响头皮健康，让头发受损。

顺着头发吹：吹头发时要顺着头发的生长方向吹，不能逆着方向吹，因为洗完头发之后，头发上面的毛鳞片是张开的，顺着吹可以让毛鳞片关闭，如果倒着吹就会通过毛鳞片将头发越吹越毛燥，减少头发的水分，让头发受到损伤。

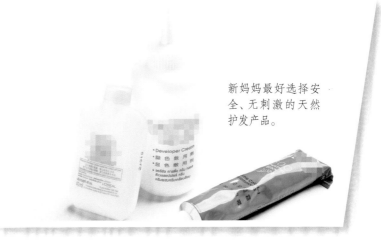

新妈妈最好选择安全、无刺激的天然护发产品。

吃得对，头发更营养

头发的生长也需要充足的营养，那头发的营养从何而来呢？自然是和平时的饮食密切相关。如果新妈妈平时在饮食上不注意，偏食、挑食，不仅会造成身体营养不均衡，头发也会因缺乏营养而干枯、分叉、脱发。因此，吃得对，会让头发更营养、更健康。

补充铁质

有30%的新妈妈产后脱发是缺铁导致，因此可以通过多吃一些含铁的食物来解决脱发的问题。常见的含铁量比较丰富的食物有黄豆、黑豆、蛋类、带鱼、虾、花生、菠菜、鲤鱼、香蕉、胡萝卜、土豆等。

补充植物蛋白

除了缺铁会导致脱发以外，如果头发中缺少蛋氨酸、胱氨酸等，也会使头发枯黄、干燥。因此在日常的饮食中不妨多吃一些含有蛋氨酸的食物，比如大豆、黑芝麻、玉米等。

补碘

有些新妈妈虽然没有脱发的情况出现，但头发枯黄、干燥、没有光泽，可适量补碘。不妨多吃些海带、紫菜、牡蛎等食品，除了能养护头发以外，还具有防止脱发的作用。

补充维生素E

要防止脱发，让头发看起来更水润，维生素E的补充不能少。它具有抵抗毛发衰老，促进毛发母细胞分裂的功效，除此之外，还能促使毛发的生长。因此可以多吃些莴苣、圆白菜、黑芝麻等。

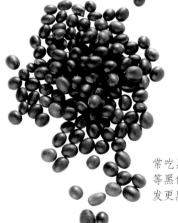

常吃黑豆、黑芝麻等黑色食物可使头发更黑亮。

产后养发食疗方

黑亮头发

首乌30克，带壳鸡蛋2个，洗净加水煮沸。鸡蛋煮熟后去壳再煮10分钟，吃蛋、饮汤，每天1次。可以乌黑秀发，防止脱发。

防脱发

桑寄生30克，花生60克，猪瘦肉条100克，洗净加水煮汤喝。不仅能补肝肾，促进血液循环，防止脱发，还有益血、催乳的功效，适合产后乳汁不下的新妈妈。

改善头皮

桑葚子100克，红糖100克，煮汁，可常饮。能改善头皮的血液供应，营养秀发，使头发乌黑亮丽，同时还能延缓衰老，使肌肤白嫩。

养成良好的洗护习惯

正确的洗发方法

洗头前先用牛角梳或大齿梳将头发梳顺，按照先梳发梢，然后逐渐向上，最后从发根至发梢的顺序梳理。用温水洗发，37℃最适宜。

倒出适量的洗发露，按摩起泡后均匀抹在头上，不要直接倒在头发上。先用洗发露将污垢洗净，切记勿用指尖抓头皮，应用指腹轻轻按摩头皮，如有需要，可冲净以后再用一次洗发露。

洗发露冲净后，挤少许护发素涂抹在发梢，按摩发梢，用水冲洗。一定要彻底清洗洗发露和护发素，不然会伤害头发。

正确的梳发方法

先用牛角梳或梳齿圆润的大齿梳子将头发梳顺，按照先梳发梢，然后逐渐向上，最后从发根至发梢的顺序梳理，然后再用细密齿梳梳理，以清除附在头发上的灰尘污垢，将头皮油脂带到发梢，使头发得到充足营养，更加顺滑。

梳头发的时候，发根处要稍用力，梳齿要接触到头部皮肤，这样才有助于促进血液循环，并使头皮油脂到达发丝。

最后选择合适的梳子对头发也很重要。用天然物料做成的梳子，如牛角梳、木梳，和头发的摩擦较少，能防止静电产生。用天然鬃毛做的毛刷，更能把发根部位的油脂带至发梢，滋润头发，增加光泽。

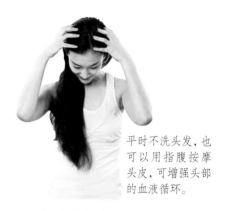

平时不洗头发，也可以用指腹按摩头皮，可增强头部的血液循环。

正确的吹发方法

洗发后最好的方法是让头发自然风干。使用吹风机吹头发前切记要用毛巾吸干多余的水分，因为用热风吹还在滴水的头发，不仅费时，头发也会受到损伤。

吹发时，吹风机与头发应保持30厘米的距离，最好是冷热风交替，这样能避免头发受到高温伤害。

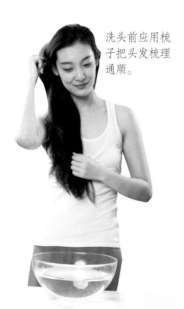

洗头前应用梳子把头发梳理通顺。

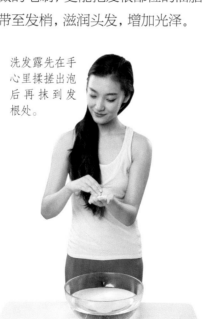

洗发露先在手心里揉搓出泡后再抹到发根处。

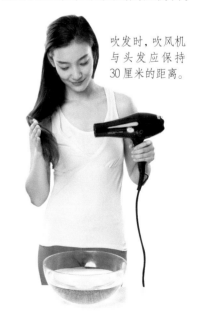

吹发时，吹风机与头发应保持30厘米的距离。

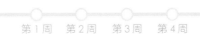
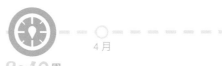

第1周　第2周　第3周　第4周　　　　4月

9~10周
按摩头部、解决头发问题

头部按摩，护发新妙招

　　产后脱发、头发枯黄、易断发等头发问题不断困扰着新妈妈。而处于哺乳期，又不能使用太多美发产品，更不能去理发馆，更是让新妈妈有些着急。新妈妈先不要急，现在就推荐一个护发新妙招：只要每天坚持按摩头部，以促进头部血液循环，调节头皮腺体的新陈代谢，就能够滋养头发，让头发更健康。

靠按摩能解决的头发问题

洁净头皮角质

　　与身体其他部位的肌肤一样，头皮肌肤最外延也是角质层，如果洗发时不好好清洗，很容易造成头皮角质层厚重的问题。此时就需要洗发时配合轻柔舒缓的头部按摩，不仅能更彻底地清除头发上的灰尘和油污，更能帮助溶解头皮肌肤表面的死皮细胞，加速头皮肌肤新陈代谢，避免头皮毛囊被老废角质附着堵塞。

缓解脱发困扰

　　产后，造成脱发的原因很多，如头皮肌肤出油异常、毛囊腺萎缩、发丝脆弱等。配合头部按摩手法对头皮进行按摩能达到改善头皮的作用，从根本上直击各种导致脱发的诱因，恢复头皮健康，加快发丝的生长速度，激活头皮和秀发的自主滋养能力。

加强发丝供养

　　头发干枯、毛燥很大程度上都是由于头皮肌肤微循环较差，头皮肌肤的血液循环以及血液携氧能力低下，发丝无法充分汲取营养。按摩头部能强化头皮肌肤微血管的功能，促进血液循环，让毛囊得到滋养，使发丝更加乌黑强韧。

护理头发的错误方式

使劲搓头发

洗发时，为了洗去头发、头皮上的污垢，会用指甲狠命地搓洗，尽管这样能更好地洗去附着于头发、头皮上的皮脂与污垢，但会加速头皮的老化，导致头皮皮脂分泌恶化，使头发更干燥。

用指腹按摩

按摩时，要用指腹不要用指尖，更不能用指甲。

将按摩的重点位置放在血管与神经富集的侧头部、后顶部和后头部。

按摩时，将手指并列，用指腹轻柔按压。

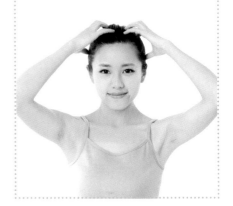

手指动起来，按摩头部

在进行头部按摩时，可以有意识地刺激头部。按摩时感觉特别舒服的部位手指可以多停留一会儿，以轻松的心情，慢慢地用手指指腹刺激、按摩头部。说了那么多，现在新妈妈就开始动动手指，按摩起来吧。

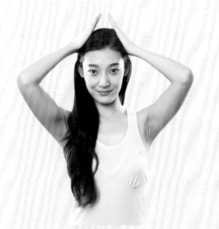

Step1

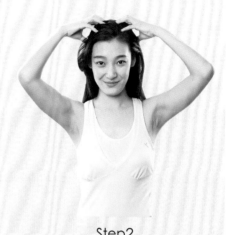

Step2

Step1：认真地按摩整个头部

为了放松头部，用双手的手掌放在头上，轻柔地按压整个头皮。为进行全面的按摩，应慢慢地移动手掌。自额上发际，由前而后，由后而前，前后按摩 5 次。

Step2：用手指梳理头皮

将双手的十指微屈，自然张开，以指腹按压在头皮上，自额上发际开始，由前而后地梳头发到后发际，力量均匀适中，有顺序地单方向梳理头皮，并在指梳过程中配合按压、揉摩头部的动作，约 30 次。

Step3：手指插入头发中，画圆按摩

接下来，为改善头皮的血液循环，软化头皮，手指插入到头发中，用指腹画圆按摩。每个部位 3~5 秒，手指指腹要慢慢地移动，按摩整个头皮。

Step4：紧抓头皮再突然放开

为刺激头皮，用双手指腹紧抓头皮再突然放开，然后一点点的移动位置，刺激整个头部。注意力道要适中——感觉虽有点痛，但很舒服。

Step5：手指微弯，敲击头部

为促进头皮的血液循环，消除酸痛，手指可微弯，用指腹轻轻敲击头部。这样也可以刺激整个头皮。肩膀和颈部酸痛时，先敲击头部，再敲击肩膀和颈部，效果会更好。

Step6：轻扯头发

最后要轻扯头发。手指插入头发之中，向上轻扯头发。一点点改变位置，刺激整个头部。至此，头部按摩的整个过程结束。

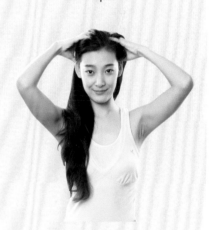

Step3

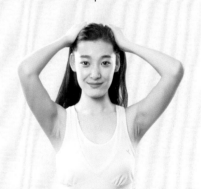

Step6

11~12 周
换个发型，美美出门

DIY 百变发型，为自己加分

产后，新妈妈出门也要美美的。但是一头长发不能染，也不能烫，散落在肩头一点型都没有，整个人看上去也无精打采。可如果将头发扎起来，不仅普通，还将自己没有"消肿"的"大脸"暴露无遗，如何才能时尚、漂亮呢？此时，新妈妈不如试试下面几款简单易学的发型吧，不染、不烫，也能拥有百变发型。

公主头

1. 将头部两侧的部分头发扎成马尾。

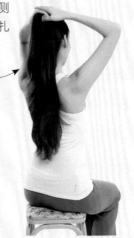

2. 用手将皮筋上方的头发分成两束，然后将马尾的发梢从两束头发中间穿过。可以在固定的位置装饰自己喜欢的发夹，瞬间变成优雅公主。

花式马尾

1. 从头顶处抓起部分头发，从上到下编三股麻花辫（编法见 171 页）。在大概与耳朵上方平行的地方扎好。

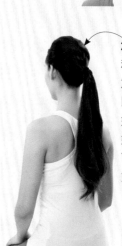

2. 将编好的头发和剩下的所有头发扎成马尾。可以根据自己的喜好在皮筋处装饰好看的发夹，也可以用好看的皮筋扎马尾。

刘海救星

1. 将刘海区块分出一个菱形。

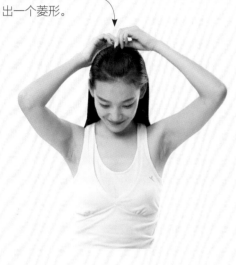

2. 将刘海顺时针或者逆时针旋转直至头发中部。

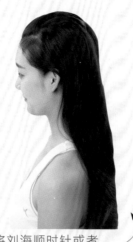

3. 然后用黑色一字夹将刘海固定在头顶即可。

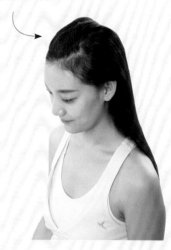

懒人花苞头

1. 将头发绑一个高马尾,稍微绑得高一些、紧一些。

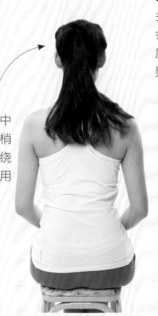

2. 在马尾固定的中间掏个洞,将发梢从前穿过洞里,绕到后面来,然后用一字夹固定发尾。

3. 缠绕完头发以后,将头发向两边扩散开来,会形成一个扇形的弧度,照着镜子将头发弄整齐就完成了。

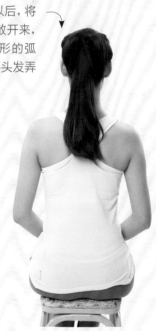

辣妈穿衣有讲究

　　产后，很多新妈妈身材还没有恢复，此时深色、宽松、肥大的衣服就成了新妈妈的首选。新妈妈肯定会认为这样款式的衣服能够帮自己"遮肉"，其实穿上这些衣服会显得更臃肿、笨拙。既然要变成辣妈，为何不尝试一些色彩鲜艳、剪裁精致的衣服呢？甚至连裙子都可以穿上。不要因为身材暂时的"走形"，而放弃自己的美丽。下面，时尚辣妈们就一起来看看产后如何穿衣吧！

颜色搭配好，新妈妈更"出彩"

谁说产后新妈妈就一定要穿深色的衣服来"掩盖"？其实只要颜色搭配得好，新妈妈依然可以穿着颜色艳丽的衣服，不仅整个人都精神了，还能穿出好身材，让新妈妈更"出彩"。从现在起就告别衣柜里那些沉重的深色吧！多尝试一些鲜艳颜色的搭配，下面就介绍几种颜色搭配的原则，希望新妈妈可以从中有所收获。

近似色搭配，清新又柔和

同类色搭配的原则指深浅、明暗不同的两种同一类颜色相搭配，比如：青色配天蓝色，咖啡色配米色，深红色配浅红色等。告别深色的沉重，同类色搭配会使新妈妈显得柔和、文雅，如粉红色系的搭配，会让新妈妈看上去柔和很多。新妈妈可以穿一件白色无袖连衣裙，外面套上一件肉粉色针织衫；再或者内搭一件白色的套头 T 恤，下身穿黑色小脚裤，外搭中长款桃粉色西装外套。

近似色指两个比较接近的颜色搭配，如：红色与橙红或紫红搭配，黄色与绿色或橙黄色搭配等。绿色和黄色的搭配，给人一种很春天的感觉，整体感觉非常素雅。

强烈色搭配，低调不失色彩

强烈色搭配指两个相隔较远的颜色相配，如黄色与紫色，红色与青绿色。

日常生活中，最常见的是黑、白、灰与其他颜色的搭配。黑、白、灰为中性色。所以，无论与哪种颜色搭配，都不会出现大问题。一般来说，如果同一个色与白色搭配，会显得明亮；与黑色搭配就显得昏暗，如：深褐色、深紫色与黑色搭配，整体会显得沉重、昏暗无色。而颜色亮的上装搭配深色下装，这样腿部看起来会纤细不少，整体相对轻盈，"低调"又不失色彩。

黑色与黄色是最亮眼的搭配，新妈妈可以上穿姜黄色的宽松呢子大衣，下身穿黑色小脚裤，配上一个黑色的背包，撞出秋冬的靓丽风景线。

红色和黑色的搭配，隆重又透出韵味，如酒红色毛衣搭配黑色小脚裤；或者冬天时在深色的大衣或羽绒服外搭配一条枣红色的围巾。

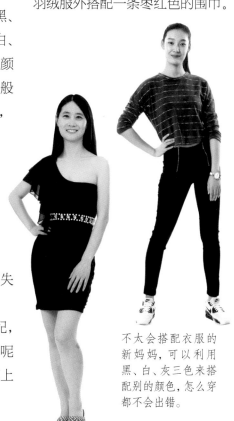

不太会搭配衣服的新妈妈，可以利用黑、白、灰三色来搭配别的颜色，怎么穿都不会出错。

新妈妈穿衣要讲究场合

掌握了基本的色彩搭配,新妈妈在穿衣时也要讲究场合。不要认为生了孩子后,身材、皮肤都不如从前了,就开始"自暴自弃"。此时更要好好地爱护自己,让自己看起来更美。因此在不同的场合学会不同的穿衣搭配,不仅是对别人的一种礼貌,也是提升自己气质的关键。

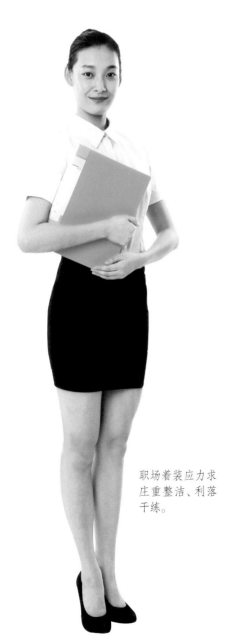

职场着装应力求庄重整洁、利落干练。

职场新妈妈的穿衣经

马上要重返职场了,新妈妈要以光鲜亮丽的面貌回归职场。不要"灰头土脸"去上班,让同事们感觉一下变了一个人。职场新妈妈穿衣的款式要以简洁、大方为主,纯色的衣服最适合职场新妈妈。在穿衣搭配上要选择上装颜色清亮,剪裁紧致的;下装则可以选择颜色较深些的裤装。

如果想穿裙装的话,新妈妈可以选择一些有垂感和下摆设计的裙子,如A字裙就是不错的选择,可以遮住大腿赘肉。

如果新妈妈要出席一些公司晚会、年会等重要场合,则要选择纯色或者有立体剪裁的小礼服或连衣裙,再配上一款精致、小巧的手拿包,绝对是全场的焦点。礼服或连衣裙的款式可以选择腰部有修身效果的或者可以扎一条腰带,这样能使新妈妈看起来腰身分明,收缩腰围,显得更有曲线。裙长可以选择在膝盖往上一点位置的,这样比例看起来会更好。此外,长裙也是不错的选择。

新妈妈日常穿衣更时尚

在日常生活中,新妈妈可以选择中高腰裤,来拉长腿部视觉长度。同样,上衣也可以选择腰线较高的衣物,用来拉长下半身的比例。腿部修长,在视觉上会形成又高又瘦的感觉。新妈妈还可以卷起裤脚,露出脚踝或者搭配一双小高跟鞋,会让腿形更加修长、漂亮。

在裙装方面,新妈妈可以选择高腰连身裙,这会拉长身体比例,让腰看起来更瘦,腿部更加修长。建议穿搭时搭配牛仔外套、宽松西服外套、针织外套或皮夹克等,这样会更有时尚混搭味儿。腰部纤细的新妈妈也可以在腰间配上一条装饰腰带,提高腰线,拉长腿部比例。

亲子装，稳赚回头率

亲子装不仅能表达浓浓的亲情，也可以拉近和孩子的距离。时下，亲子装是新妈妈最时尚的"扮酷"装扮，走在大街上，和宝宝穿着精心搭配的亲子装，不仅告诉路人，我是有宝宝的辣妈，同时也会引来无数路人"羡慕"的目光。但市面上千篇一律的亲子装，除了尺码不同，其他全部相同，未免乏味了些。新妈妈可以按照下面的搭配原则亲自搭配，不仅款式更时尚，回头率也更高。

色系一致

亲子装不一定要完全一模一样，新妈妈可以在颜色上"大做文章"，选择同色系的衣服，和宝宝很好的"呼应"，在款式的选择上也十分广阔，不会被局限。比如和女宝宝同样穿着红色连衣裙，妈妈可以外搭黑色西服，而宝宝可以外搭米白色针织外套；又或是同穿着粉色系，宝宝穿着粉色连衣裙，而妈妈可以穿件同色系的衬衫或 T 恤，搭配牛仔裤或热裤。

风格一致

如果新妈妈喜欢某种风格的着装，可以把宝宝也打扮成这种风格。同样的风格，走在大街上也是一道不错的"风景线"。例如妈妈喜欢朋克风，皮夹克是比较能体现这种风格的搭配单品，新妈妈可以

和男宝宝都用皮夹克外搭，妈妈可以内搭白色连衣裙，再加上一双机车靴；而宝宝可以内搭牛仔衬衫，穿上黑色小脚裤，同样也穿上帅气的机车靴，简直又酷又帅。

图案一致

图案一致的亲子装适合休闲风搭配，比如条纹就是很好的图案一致的搭配，不同的材质和条纹大小也有不同功效，是打造亲子装很好的选择。不妨改日就和宝宝齐齐穿上条纹来"秀"一下亲子默契。例如妈妈可以穿一身浅灰色外套内搭深灰色条纹衫，配合旁边女宝宝的黑色皮夹克内搭黑白条纹裙。图案相同，细节不同。

细节一致

有时候也许妈妈和宝宝看起来穿的并不一致，但是仔细观察就会发现，原来细节是一致的。这也是最有"小心思"的亲子装搭配了。例如妈妈和女宝宝都穿着白色 T 恤和花纹裤子，但是妈妈的白 T 恤是纯色的，而宝宝的白 T 恤则是带有字母图案的；下装虽然都穿了花纹裤子，但是花纹图案是不一样的，这就在细节上取胜了。

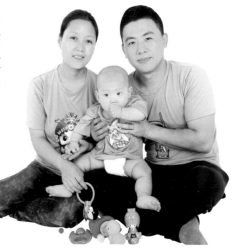

一家人都穿亲子装，幸福感更是溢于言表。

附录：亲子运动，最有爱的瘦身方法

产后，新妈妈既要照看宝宝，又要锻炼身体，没有时间？不如和宝宝一起做运动。好玩、有趣又甜蜜的亲子运动，既可以帮助新妈妈减肥，促进产后恢复，还能帮助宝宝伸展全身的肌肉和筋骨，让宝宝的骨架健康成长，强化宝宝的消化系统功能，预防便秘、肠胃不适等。让新妈妈在运动的过程中和宝宝玩得开心。

下犬式，和宝宝捉迷藏

下犬式的作用

当宝宝玩累了时，新妈妈可以尝试将宝宝放在瑜伽垫上（瑜伽垫上最好再垫上一个毯子）仰卧休息。然后新妈妈对着宝宝做下犬式，这不仅可以帮助新妈妈舒展全身筋骨，促进血液循环，还是培养亲子关系的好时机，新妈妈不妨支撑起双臂，然后再用头顶轻轻碰触宝宝，和宝宝捉迷藏。

下犬式的方法

1.让宝宝平躺在瑜伽毯上，妈妈两膝伸直，双臂打开，从腰部慢慢向前弯身，让宝宝处于双臂中间。吸气，双手固定不动，移动双脚向后，呼气时，脚跟触地，伸展下肢。

2.吸气，臀部向上抬起，使身体形成三角形。脚跟向地面下压，保持4次呼吸。呼气，屈膝触地，还原身体。妈妈的呼吸要均匀，同时和宝宝有目光交流。

运动注意事项

可在瑜伽垫上垫毯子

此运动不适合在床上进行，如果觉得把宝宝放在瑜伽垫上不舒服，可以在瑜伽垫上再垫上薄薄的毯子。

注意和宝宝的交流

在运动的过程中，可以和宝宝目光对视，然后慢慢接近宝宝，用额头蹭蹭宝宝的额头。也可和宝宝说说话，用表情逗逗宝宝。

一边运动一边游戏，在快乐的氛围中就能瘦身。

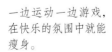

手推双脚帮助宝宝学走路

通过新妈妈手部传递的温暖，刺激宝宝皮肤触觉的发育，能够很好地帮助宝宝度过"皮肤饥渴"期。在推宝宝双脚的过程中，新妈妈还可以抚触按摩宝宝，使宝宝的心肺功能、血液循环功能得以提高，对于剖宫产的宝宝是非常好的。同时，此运动也很适合学习爬行或走路的宝宝，能够锻炼宝宝下肢的力量，还能锻炼新妈妈的背部和腰部。

需要注意的是，在运动的过程中，宝宝可能不会回应新妈妈，此时要有耐心，持续给宝宝外力，但是用力要轻，要顺着宝宝；此外，新妈妈还可以通过跟宝宝说话的方式来吸引宝宝的注意力。除了宝宝，新妈妈在运动过程中要尽量保持背部挺直，不弯腰、塌背。

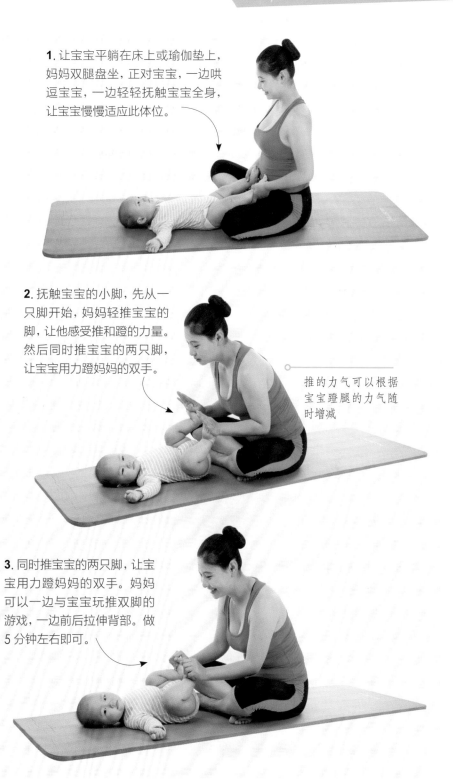

1. 让宝宝平躺在床上或瑜伽垫上，妈妈双腿盘坐，正对宝宝，一边哄逗宝宝，一边轻轻抚触宝宝全身，让宝宝慢慢适应此体位。

2. 抚触宝宝的小脚，先从一只脚开始，妈妈轻推宝宝的脚，让他感受推和蹬的力量。然后同时推宝宝的两只脚，让宝宝用力蹬妈妈的双手。

推的力气可以根据宝宝蹬腿的力气随时增减

3. 同时推宝宝的两只脚，让宝宝用力蹬妈妈的双手。妈妈可以一边与宝宝玩推双脚的游戏，一边前后拉伸背部。做5分钟左右即可。

快乐婴儿式，做快乐的宝宝

这套动作是新妈妈和宝宝同时参与的动作，运动同时，宝宝的背部、臀部、肾脏区域都会得到按摩，还会促进宝宝胃肠蠕动，帮助排便。而新妈妈的背部、臀部、腹部也能锻炼到。在运动过程中，可以和宝宝说话，或与宝宝用充满爱意的眼神交流。

提前看过来	
练习时长	10~20 分钟
练习场合	家中
辅助工具	瑜伽垫
练习强度	中级

宝宝快乐，妈妈瘦身

快乐婴儿式

愉快的亲子互动会增加宝宝和妈妈之间的感情，还会让宝宝在健康的氛围中茁壮成长。新妈妈不妨试试快乐婴儿式，在和宝宝互动的过程中，享受只属于自己和宝宝的"二人世界"。锻炼自己和宝宝身体的同时，让宝宝更快乐，妈妈更苗条。

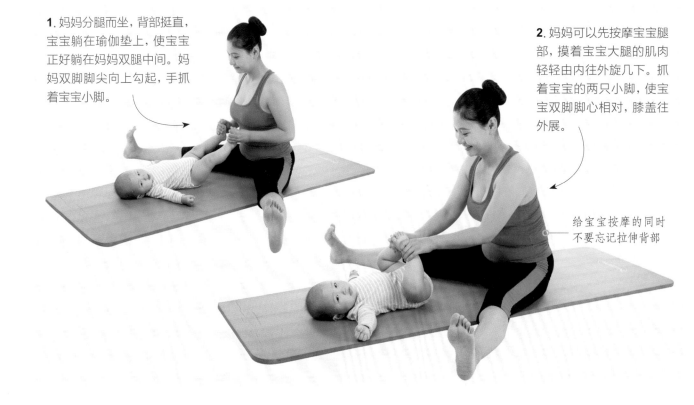

1. 妈妈分腿而坐，背部挺直，宝宝躺在瑜伽垫上，使宝宝正好躺在妈妈双腿中间。妈妈双脚脚尖向上勾起，手抓着宝宝小脚。

2. 妈妈可以先按摩宝宝腿部，摸着宝宝大腿的肌肉轻轻由内往外旋几下。抓着宝宝的两只小脚，使宝宝双脚脚心相对，膝盖往外展。

给宝宝按摩的同时不要忘记拉伸背部

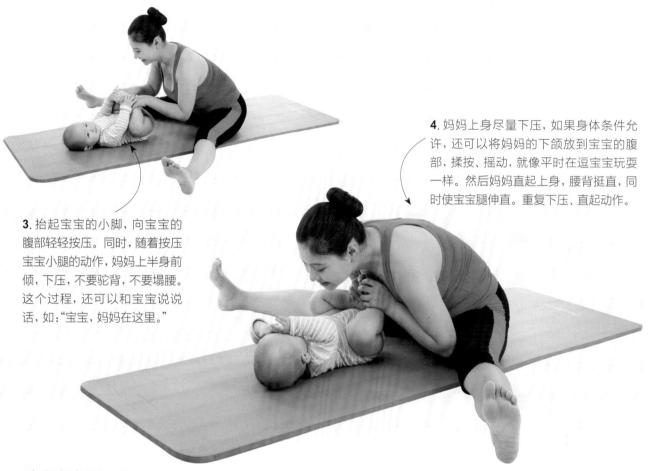

4. 妈妈上身尽量下压，如果身体条件允许，还可以将妈妈的下颌放到宝宝的腹部，揉按、摇动，就像平时在逗宝宝玩耍一样。然后妈妈直起上身，腰背挺直，同时使宝宝腿伸直。重复下压、直起动作。

3. 抬起宝宝的小脚，向宝宝的腹部轻轻按压。同时，随着按压宝宝小腿的动作，妈妈上半身前倾，下压，不要驼背，不要塌腰。这个过程，还可以和宝宝说说话，如："宝宝，妈妈在这里。"

运动注意事项

宝宝的安全最重要

在运动过程中，宝宝的快乐和安全是最重要的，不要求宝宝的姿势标准，让宝宝保持自然呼吸，自然运动就好。宝宝的注意力时间有限，所以运动时间不宜过长，以 10 分钟左右为宜。如果宝宝配合可以延长至 20 分钟。运动后，新妈妈可以将手心搓热为宝宝按摩全身，促进宝宝的骨骼发育。

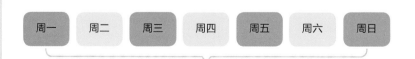

| 周一 | 周二 | 周三 | 周四 | 周五 | 周六 | 周日 |

周一至周日，2 天做 1 次。

周一至周日，2 天做 1 次。
可以和宝宝 2 天做 1 次，1 周可做 3 次。
每天做 1 次即可。

风吹树式，摇摆的小树苗

宝宝在妈妈怀中，最为舒适，也最为安全，通过此运动可以让宝宝感到实实在在的安全感。随着妈妈轻轻地摇摆，宝宝会觉得很好玩，如同随风摇摆的小树苗。在轻松的动作中，妈妈和宝宝也更加亲密了。

提前看过来	
练习时长	10 分钟
练习场合	家中
辅助工具	无
练习强度	初级

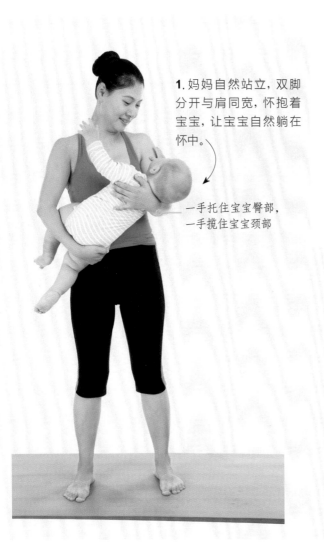

1. 妈妈自然站立，双脚分开与肩同宽，怀抱着宝宝，让宝宝自然躺在怀中。

一手托住宝宝臀部，一手揽住宝宝颈部

舒展全身，美化线条

风吹树式

此运动能拉伸新妈妈上臂、腿部的肌肉，在摇摆的过程中，能使全身得到舒展。同时还可以强化腿部力量，美化腿部线条。在运动的过程中，可以稳定宝宝的情绪，躺在妈妈温暖的"摇篮"里，让宝宝感到安逸。

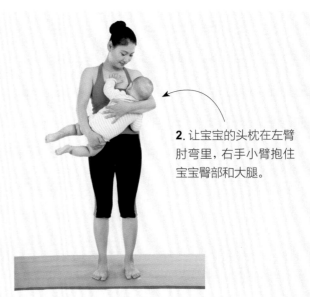

2. 让宝宝的头枕在左臂肘弯里，右手小臂抱住宝宝臀部和大腿。

运动注意事项

先进行练习，再和宝宝一起运动

做此瑜伽前，新妈妈最好先不抱宝宝，自己先抱着枕头练习几遍，能很好地保持平衡后再做。为了更加安全，也可以参加亲子瑜伽班，在老师指导下做。运动过程中，一定要先确定宝宝坐好、抱好后，再开始自己的动作。

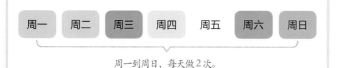

| 周一 | 周二 | 周三 | 周四 | 周五 | 周六 | 周日 |

周一到周日，每天做2次。

每天做 2 次就可以，1 周可做 14 次。

每天都可以做 2 次，每次可做 10 分钟，如果妈妈不累每天还可以多做几次。

4.呼气，慢慢恢复自然站立姿势，把宝宝换个方向再做。

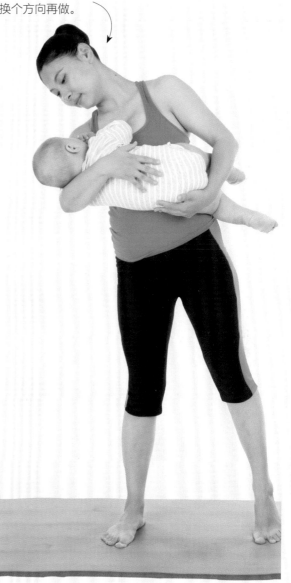

3.温柔地看着宝宝的脸，呼气，上半身像风中的小树苗一样，慢慢左右摇摆，保持自然呼吸，注意胸口和髋部往前推，背部有拉伸感。

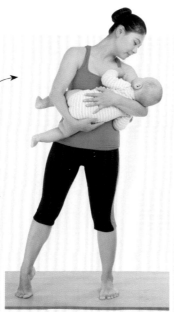

图书在版编目 (CIP) 数据

产后更瘦更美 / 王敏主编 . -- 南京：江苏凤凰科学技术
出版社 , 2016.11
（汉竹·亲亲乐读系列）
ISBN 978-7-5537-6864-9

Ⅰ . ①产… Ⅱ . ①王… Ⅲ . ①产妇－减肥 Ⅳ . ① R161

中国版本图书馆 CIP 数据核字 (2016) 第 166874 号

中国健康生活图书实力品牌

产后更瘦更美

主　　　编	王　敏
责 任 编 辑	刘玉锋　张晓凤
特 邀 编 辑	苑　然　张　瑜　张　欢
责 任 校 对	郝慧华
责 任 监 制	曹叶平　方　晨

出 版 发 行	凤凰出版传媒股份有限公司
	江苏凤凰科学技术出版社
出版社地址	南京市湖南路 1 号 A 楼，邮编：210009
出版社网址	http://www.pspress.cn
经　　　销	凤凰出版传媒股份有限公司
印　　　刷	北京艺堂印刷有限公司

开　　　本	715 mm×868 mm　1/12
印　　　张	16
字　　　数	80 000
版　　　次	2016 年 11 月第 1 版
印　　　次	2016 年 11 月第 1 次印刷

标 准 书 号	ISBN 978-7-5537-6864-9
定　　　价	39.80 元

图书如有印装质量问题，可向我社出版科调换。